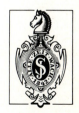

Paul J. Keller

Hormon- und Fertilitätsstörungen in der Gynäkologie

Mit 133 Abbildungen und 18 Tabellen

Springer-Verlag

Berlin Heidelberg New York
London Paris Tokyo
Hong Kong Barcelona
Budapest

Professor Dr. med. Paul J. Keller
Departement für Frauenheilkunde, Universitätsspital
CH-8091 Zürich

ISBN 3-540-58413-7 Springer-Verlag Berlin Heidelberg New York

ISBN 3-540-13451-4 3. Auflage Springer-Verlag Berlin Heidelberg New York
ISBN 0-387-13451-4 3rd edition Springer-Verlag New York Berlin Heidelberg

Die Deutsche Bibliothek – CIP-Einheitsaufnahme
Keller, Paul J.:
Hormon- und Fertilitätsstörungen in der Gynäkologie/Paul J.
Keller. – 4. Aufl. – Berlin; Heidelberg; New York; London;
Paris; Tokyo; Hong Kong; Barcelona; Budapest: Springer,
1995
  (Kliniktaschenbücher)
  3. Aufl. u.d.T.: Keller, Paul J.: Hormonale Störungen in der
  Gynäkologie
  ISBN 3-540-58413-7 (Berlin . . .)
  ISBN 0-387-58413-7 (New York . . .)

Dieses Werk ist urheberrechtlich geschützt. Die dadurch begründeten Rechte, insbesondere die der Übersetzung, des Nachdrucks, des Vortrags, der Entnahme von Abbildungen und Tabellen, der Funksendung, der Mikroverfilmung oder der Vervielfältigung auf anderen Wegen und der Speicherung in Datenverarbeitungsanlagen, bleiben, auch bei nur auszugsweiser Verwertung, vorbehalten. Eine Vervielfältigung des Werkes oder von Teilen dieses Werkes ist auch im Einzelfall nur in den Grenzen der gesetzlichen Bestimmungen des Urheberrechtsgesetzes der Bundesrepublik Deutschland vom 9. September 1965 in der jeweils geltenden Fassung zulässig. Sie ist grundsätzlich vergütungspflichtig. Zuwiderhandlungen unterliegen den Strafbestimmungen des Urheberrechtsgesetzes.

© Springer-Verlag Berlin Heidelberg 1977, 1980, 1984, 1995
Printed in Germany

Die Wiedergabe von Gebrauchsnamen, Handelsnamen, Warenbezeichnungen usw. in diesem Werk berechtigt auch ohne besondere Kennzeichnung nicht zu der Annahme, daß solche Namen im Sinne der Warenzeichen- und Markenschutz-Gesetzgebung als frei zu betrachten wären und daher von jedermann benutzt werden dürften.

Produkthaftung: Für Angaben über Dosierungsanweisungen und Applikationsformen kann vom Verlag keine Gewähr übernommen werden. Derartige Angaben müssen vom jeweiligen Anwender im Einzelfall anhand anderer Literaturstellen auf ihre Richtigkeit überprüft werden.

Satz: Best-set Typesetter Ltd., Hong Kong

SPIN: 10133376   21/3130/SPS – 5 4 3 2 1 0 – Gedruckt auf säurefreiem Papier

Vorwort zur 4. Auflage

Nicht nur in der fachärztlichen Sprechstunde, sondern auch in der Allgemeinmedizin gehören Zyklusstörungen, Sterilität und klimakterische Beschwerden zu den häufigsten Problemen. Gerade dem praktisch tätigen, aber auch dem in Ausbildung begriffenen Arzt fällt es angesichts der Komplexität der Materie, der zahllosen Publikationen und der meist sehr umfangreichen Lehrbücher schwer, den notwendigen Überblick zu bewahren. Mit diesem Buch sollen Lücken geschlossen und auf knappem Raum alle Informationen vermittelt werden, die zum Verständnis der pathophysiologischen Zusammenhänge, zur Interpretation von Laborresultaten und zur Optimierung der Therapie notwendig sind.

Bewußt wurden die theoretischen Grundlagen der gynäkologischen Endokrinologie in sehr kompakter Weise, jedoch ohne Anspruch auf Vollständigkeit dargestellt. Mehr Raum wurde den klinischen, apparativen und laborchemischen Untersuchungsmethoden zugemessen, den eigentlichen Schwerpunkt bilden jedoch Abklärung und Behandlung von Störungen der Ovarialfunktion und der Fortpflanzung, ergänzt durch eine tabellarische Zusammenstellung wichtiger Hormonpräparate. Auf die spezialisierten Zentren vorbehaltenen Methoden wird nur soweit eingegangen, wie dies für die Beratung und Überweisung von Patientinnen von Bedeutung ist. Für besondere Fragestellungen findet der Interessierte im Anhang eine reiche Auswahl neuerer, weiterführender Literatur.

Schwierigkeiten bereitete der Umstand, daß in den deutschsprachigen Ländern vergleichbare Präparate unter verschiedenen Bezeichnungen vertrieben und Laborwerte in unterschiedlichen

Einheiten angegeben werden. Es war deshalb in vielen Fällen unumgänglich, mehrere Handelsnamen aufzuführen; ähnliches gilt für Referenzbereiche und Umrechnungsfaktoren.

Besonderer Dank gebührt Frau S. Dietler für die Schreibarbeiten und die graphischen Darstellungen sowie Frau M. Widmer für die Phototechnik. Nicht unerwähnt bleiben soll die überaus angenehme Zusammenarbeit mit dem Springer-Verlag, vor allem mit Frau Dr. Heilmann.

Zürich, November 1994   Paul J. Keller

Vorwort zur 1. Auflage

Zyklusstörungen und Sterilität gehören zu den häufigsten Problemen, nicht nur in der fachärztlichen Sprechstunde, sondern auch in der Allgemeinpraxis: sie sind für manche Patientinnen sehr viel belastender, als gemeinhin angenommen wird. Die vergangenen Jahre haben eine Fülle von neuen Erkenntnissen gebracht. Einerseits haben sich dadurch die Behandlungsergebnisse gewaltig verbessert, andererseits ist es für den Nichtspezialisten schwierig geworden, die Übersicht im Gebiet der gynäkologischen Endokrinologie zu wahren. Das kleine Buch möchte auf knappem Raum eine Lücke füllen, die gerade der verantwortungsbewußte Arzt empfindet. Seine Bestimmung soll nicht etwa die Vermittlung komplexer pathophysiologischer Zusammenhänge und spektakulärer Methoden sein, sondern die leichtfaßliche Darstellung der wichtigsten hormonalen Störungen, sowie der aktuellen diagnostischen und therapeutischen Möglichkeiten. Auf eine eingehende Beschreibung der zahlreichen Modifikationen wurde bewußt verzichtet, der Interessierte dürfte aber anhand der ausgewählten Literatur ohne weiteres in der Lage sein, gewünschte zusätzliche Informationen zu erlangen.

Mein Dank gilt meinen engsten Mitarbeiterinnen. Frl. C. Gerber, Frl. F. Balmelli und Frl. M. Hubbuch für die Ausführung der Schreibarbeiten und der graphischen Darstellungen, Herrn Dr. W. Kolditz, Basel, für die Überarbeitung des Manuskripts und nicht zuletzt Herrn K. Münster vom Springer-Verlag für die gute Zusammenarbeit.

Zürich, Februar 1977   Paul J. Keller

Inhaltsverzeichnis

1 Physiologische Grundlagen 1

  1.1 Steuerung der weiblichen Sexualfunktion 1
      1.1.1 Hypothalamus 2
      1.1.2 Releasinghormone 3
      1.1.3 Hypophyse 4
      1.1.4 Gonadotropine 4
      1.1.5 Prolaktin 5
      1.1.6 Regulationsmechanismen der Ovarialfunktion 6
  1.2 Der menstruelle Zyklus 8
      1.2.1 Ovar und Eizelle 8
      1.2.2 Sexualhormone 11
      1.2.3 Zyklusphasen 17
  1.3 Konzeption und Schwangerschaft 20
  1.4 Pubertät und Klimakterium 24
      1.4.1 Pubertät 24
      1.4.2 Klimakterium 25

2 Untersuchungsmethoden 27

  2.1 Grundprinzipien 27
  2.2 Klinische Untersuchung 27
      2.2.1 Anamnese 27
      2.2.2 Allgemeinuntersuchung 28
      2.2.3 Gynäkologische Untersuchung 28
      2.2.4 Basaltemperatur 30

	2.2.5	Vaginalzytologie	35
	2.2.6	Zervixindex	38
	2.2.7	Postkoitaltest	43
	2.2.8	Endometriumbiopsie	44
	2.2.9	Zytogenetik	46
2.3	Apparative Methoden		47
	2.3.1	Sonographie	47
	2.3.2	Pertubation	48
	2.3.3	Hysterosalpingographie	51
	2.3.4	Laparoskopie	54
	2.3.5	Hysteroskopie	57
	2.3.6	Sellatomographie	58
2.4	Hormonanalysen		60
	2.4.1	Methodik	60
	2.4.2	Hypophysäre Gonadotropine	62
	2.4.3	Prolaktin	64
	2.4.4	Östrogene	65
	2.4.5	Progesteron	65
	2.4.6	Androgene	65
	2.4.7	17α-Hydroxyprogesteron	69
	2.4.8	Cortisol	70
	2.4.9	Schilddrüsenhormone	70
2.5	Funktionstests		71
	2.5.1	Gestagentest	71
	2.5.2	Östrogentest	73
	2.5.3	GnRH-Test	73
	2.5.4	TRH-Test	75
	2.5.5	Dexamethason-Hemmtest	76
	2.5.6	ACTH-Test	77
	2.5.7	Weitere Funktionstests	78
2.6	Andrologische Diagnostik		79
	2.6.1	Spermiogramm	79
	2.6.2	Biochemische und immunologische Spermaanalysen	81
	2.6.3	Andere Untersuchungsmethoden	82

3 Diagnostik und Therapie wichtiger Störungen 83

- 3.1 Zyklus- und Menstruationsanomalien 83
  - 3.1.1 Tempoanomalien 83
  - 3.1.2 Typusanomalien 87
  - 3.1.3 Azyklische Blutungen................ 91
- 3.2 Amenorrhö................................ 95
  - 3.2.1 Einteilung und Definitionen 95
  - 3.2.2 Primäre Amenorrhö 96
  - 3.2.3 Sekundäre Amenorrhö............... 108
- 3.3 Dysmenorrhö und prämenstruelles Syndrom ... 114
  - 3.3.1 Dysmenorrhö....................... 114
  - 3.3.2 Das prämenstruelle Syndrom 115
- 3.4 Hyperprolaktinämie 117
- 3.5 Androgenisierung 120
  - 3.5.1 Begriffe und Ursachen 120
  - 3.5.2 Klinik androgenetischer Störungen 122
- 3.6 Endometriose............................. 139
  - 3.6.1 Definition und Einteilung 139
  - 3.6.2 Pathogenese....................... 140
  - 3.6.3 Klinisches Bild..................... 140
  - 3.6.4 Abklärung 141
  - 3.6.5 Therapie 142
- 3.7 Mammaerkrankungen...................... 145
  - 3.7.1 Mammahypoplasie 145
  - 3.7.2 Mammahyperplasie.................. 146
  - 3.7.3 Mastodynie........................ 148
  - 3.7.4 Mastopathie 149
  - 3.7.5 Galaktorrhö 152
- 3.8 Peri- und Postmenopause................... 153
  - 3.8.1 Das klimakterische Syndrom.......... 153
  - 3.8.2 Hormonsubstitution 164
  - 3.8.3 Blutungen in der Postmenopause 171
- 3.9 Sterilität 173
  - 3.9.1 Definition, Häufigkeit und Bedeutung... 173
  - 3.9.2 Ursachen 174
  - 3.9.3 Abklärung von Sterilitätsfällen 177
  - 3.9.4 Behandlung von Ovulationsstörungen ... 180

3.9.5 Behandlung der Lutealinsuffizienz 187
3.9.6 Insemination 190
3.9.7 Intratubarer Gametentransfer (GIFT)... 193
3.9.8 In-vitro-Fertilisation (IVF)
und Embryotransfer 196
3.9.9 Operative Behandlungsmethoden 203

Anhang: Ausgewählte Hormonpräparate 209

Literatur 215

Sachverzeichnis 233

1 Physiologische Grundlagen

1.1 Steuerung der weiblichen Sexualfunktion

Die endokrinen Regelkreise gehören mit zum kompliziertesten im menschlichen Organismus; es kann deshalb nicht erstaunen, daß Hormon- und Fortpflanzungsstörungen außerordentlich häufig sind. Zentrales Steuerungsorgan der Sexualfunktion ist der Hypothalamus, wo sich neben den Rezeptoren für periphere Hormone auch die Schaltstellen für Einflüsse aus der Umwelt befinden. Von hier aus wird die wohl wichtigste endokrine Drüse, die Adenohypophyse, durch niedrigmolekulare Polypeptide, sog. Releasinghormone, kontrolliert. Sie produziert neben dem adrenokortikotropen, dem somatotropen und dem thyreotropen Hormon (ACTH, STH, TSH) sowie dem Prolaktin 2 gonadotrope Hormone, das follikelstimulierende Hormon (FSH) und das luteinisierende Hormon (LH), welche ihrerseits für die Regelung der Ovarialfunktion verantwortlich sind. Unter ihrem Einfluß kommt es zur Follikelreifung, zur Ovulation und zur Bildung des Corpus luteum und damit zur zyklischen Produktion der wichtigsten weiblichen Sexualhormone, der Östrogene und des Progesterons. Diese Steroide sind letztlich für die Ausbildung der typischen sekundären Geschlechtsmerkmale der Frau, das Wachstum der Brüste und des Uterus, sowie für die zyklischen Veränderungen des Endometriums und die Menstruation verantwortlich. Neben ihren peripheren Funktionen haben sie auch positive oder negative Rückwirkungen auf die hypothalamischen Zentren, wodurch eine Reihe in sich geschlossener Regelkreise entsteht.

1.1.1 Hypothalamus

Der Hypothalamus ist der basale, unterhalb des 3. Ventrikels gelegene Anteil des Zwischenhirns (Abb. 1). Er ist markarm, aber sehr gefäßreich und umfaßt eine Reihe von umschriebenen Kerngebieten mit peptidergen Neuralzellen. Ganz vorn finden sich über dem Chiasma opticum der Nucleus supraopticus und der Nucleus paraventricularis, in deren neurosekretorischen Neuronen Oxytocin und Vasopressin gebildet werden. Mehr medial liegt der Nucleus arcuatus, der zusammen mit den ihm unmittelbar benachbarten Gebieten das eigentliche Steuerungszentrum der Ovarialfunktion darstellt. Er ist neurohumoral über die Fasern des Tractus tuberoinfundibularis mit der Eminentia mediana und dem aus ihren Kapillaren hervorgehenden Pfortadersystem der Adenohypophyse (s. Kap. 1.1.3) verbunden.

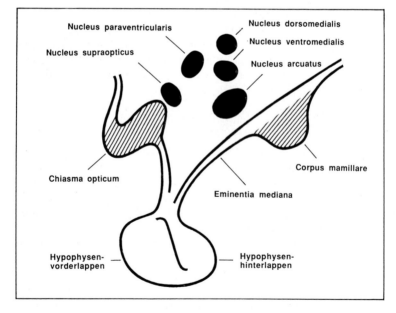

Abb. 1. Hormonale Steuerungszentren des Hypothalamus

Funktionell wird der Hypothalamus über zahlreiche afferente Nervenbahnen vom Kortex, vom limbischen System und von der Formatio reticularis des Mesenzephalons beeinflußt. Die intrazerebrale Übermittlung erfolgt neurohumoral, als Neurotransmitter spielen Dopamin, Norepinephrin, Serotonin, Noradrenalin und Acetylcholin eine Rolle. Endogene Opiate wie β-Endorphin oder Enkephaline modulieren diese Mechanismen hemmend oder fördernd. Von Bedeutung sind überdies nachgeordnete Steroid- und Proteohormone, deren Serumspiegel in spezifischen Rezeptoren registriert werden (s. Kap. 1.1.6).

1.1.2 Releasinghormone

Die Befehlsgebung des Hypothalamus an die Adenohypophyse als nächste untergeordnete Stelle erfolgt mittels niedrigmolekularer Neurohormone, die erst in neuerer Zeit strukturell aufgeklärt und synthetisiert werden konnten. Das für die Sexual- und Fortpflanzungsfunktion wichtigste dieser Releasinghormone (RH) ist dasjenige für Gonadotropine (GnRH), welches auch als LH-RH bezeichnet wird, da bei kurzdauernder Applikation vorwiegend LH freigesetzt wird. Es handelt sich um ein Decapeptid mit der Strukturformel

pyro-GLU-HIS-TRP-SER-TYR-GLY-LEU-
ARG-PRO-GLY-NH2

mit einem Molekulargewicht von 1181, das vorwiegend im Nucleus arcuatus gebildet und in pulsatiler Weise in Abständen von 60–120 min abgegeben wird. Noradrenerge Verbindungen stimulieren, dopaminerge hemmen seine Sekretion. Seine zirkulatorische Halbwertszeit beträgt 2–4 min, die Inaktivierung erfolgt durch Endopeptidasen.

Für Prolaktin existiert beim Menschen kein eigenständiges Releasinghormon, vielmehr wird dessen Freisetzung durch Hemmfaktoren, v.a. Dopamin, gedrosselt. Zu erwähnen ist in diesem Zusammenhang, daß das Releasinghormon für Thyreotropin (TRH) neben seiner spezifischen Funktion auch die Prolaktinsekretion stimuliert. Dies erklärt, warum sich

Schilddrüsenstörungen nicht selten auf die reproduktive Funktion auswirken.

Die Neurohormone gelangen über den bereits genannten Tractus tuberohypophyseus zur Eminentia mediana und damit in den Bereich des infundibulären Kapillarnetzes im Hypophysenstiel, von dort über das Pfortadersystem der Adenohypophyse an die spezifischen Rezeptoren der Zellen des Vorderlappens, wo sie Produktion und Freisetzung der nachgeordneten Proteohormone modulieren.

1.1.3 Hypophyse

Die Hypophyse oder Hirnanhangsdrüse ist in die an der Schädelbasis befindliche Sella turcica eingebettet. Sie besteht aus 2 Hauptanteilen, dem Vorderlappen, auch Adenohypophyse genannt, und dem Hinterlappen, der Neurohypophyse, dazwischen liegt die Intermediärzone. Suprasellär ist sie über den Hypophysenstiel mit dem Tuber cinereum des Hypothalamus verbunden. Bei der erwachsenen Frau hat die Hypophyse eine Größe von etwa $1 \times 1 \times 0{,}5$ cm und wiegt durchschnittlich 0,6 g. Mikroskopisch zeigt der Vorderlappen das typische Bild einer endokrinen Drüse (Abb. 2). Neben epithelialen Zellen, die sich bei entsprechender Färbung azidophil, basophil oder chromophob verhalten, findet sich ein gut ausgebildetes, sinusoides Kapillarnetz. Die Zuordnung verschiedener endokriner Funktionen zu einzelnen Zelltypen hat lange Zeit Schwierigkeiten bereitet. Es darf heute als gesichert angesehen werden, daß azidophile Zellen Prolaktin und Wachstumshormon (STH) produzieren, während die Gonadotropine und das thyreotrope Hormon (TSH) in basophilen, das adrenokortikotrope Hormon (ACTH) in chromophoben Zellen entstehen.

1.1.4 Gonadotropine

Die beiden hypophysären Gonadotropine FSH und LH sind hochmolekulare Glykoproteine mit einem Molekulargewicht

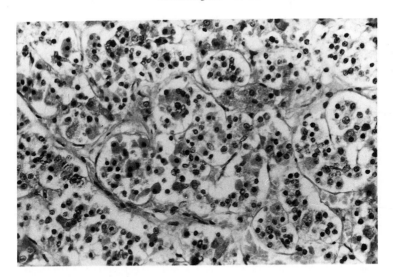

Abb. 2. Hypophysenvorderlappen

von 33'000 bzw. 28'000. Sie bestehen aus 2 Untereinheiten, einer α- und einer β-Subunit, wobei die letztere die hormonspezifische Aminosäuresequenz aufweist. Der Metabolismus der hypophysären Gonadotropine, die wie die übergeordneten Steuerungshormone pulsatil freigesetzt werden, ist nicht in allen Einzelheiten bekannt. Die Ausscheidung erfolgt hauptsächlich im Urin.

1.1.5 Prolaktin

Das Prolaktin ist ein aus 198 Aminosäuren aufgebautes Proteohormon, dessen Molekulargewicht mit etwa 22'000 errechnet wurde. Möglicherweise existieren verschiedene molekulare Formen mit unterschiedlicher biologischer Aktivität. In seiner Wirkung entspricht es weitgehend dem bei Nagern wichtigen luteotropen Hormon (LTH). Beim Menschen spielt es v.a. bei der Entwicklung der Brustdrüse und bei der Laktation eine

Rolle, daneben beeinflußt es aber auch die Ovarialfunktion in noch nicht restlos geklärter Weise.

1.1.6 Regulationsmechanismen der Ovarialfunktion

Die Steuerung der weiblichen Sexualfunktion ist außerordentlich komplex, sie basiert auf sich nach dem Prinzip der Kybernetik selbst regulierenden Funktionskreisen zwischen Hypothalamus, Hypophysenvorderlappen und Ovar. Das übergeordnete Hormon wird in den Zellen des Erfolgsorgans an spezifische Rezeptoren gebunden, worauf es zu einer Aktivierung intrazellulärer Enzyme, zu einem Anstieg des zyklischen AMP und schließlich zum Aufbau von Ribonukleinsäure und Proteinen kommt. Die auf diese Weise gebildeten peripheren Hormone hemmen die Steuerungszentren über einen negativen Rückkoppelungsmechanismus. Umgekehrt können sehr niedrige Hormonspiegel stimulieren, was man als positiven Feedback bezeichnet.

Der heute bestuntersuchte Funktionskreis spielt zwischen den ovariellen Sexualsteroiden und den hypothalamischen Zentren sowie der ihnen nachgeordneten Adenohypophyse (Abb. 3). Östrogene und Androgene in höherer Konzentration, aber auch Progesteron, hemmen die pulsatile Sekretion der entsprechenden Releasinghormone und damit die Gonadotropinfreisetzung, niedrige periphere Spiegel haben einen entgegengesetzten Effekt. Ein physiologisches Beispiel für diese Zusammenhänge ist die Schwangerschaft; unter dem Einfluß der exzessiven plazentaren Östrogen- und Progesteronproduktion kommt es zu einem fast völligen Erliegen der hypophysären Gonadotropinsekretion. Umgekehrt steigt sie in der Postmenopause infolge des Östrogenmangels um ein vielfaches an. Klinisch bedient man sich der Feedbackmechanismen u.a. zur Ovulationshemmung mittels synthetischer Sexualsteroide.

Neben den genannten Wechselbeziehungen existieren weitere Regelkreise. So beeinflussen auch die Gonadotropine die hypothalamischen Zentren. Möglicherweise steuern sich sogar die Releasinghormone nach dem gleichen Prinzip im Sinne

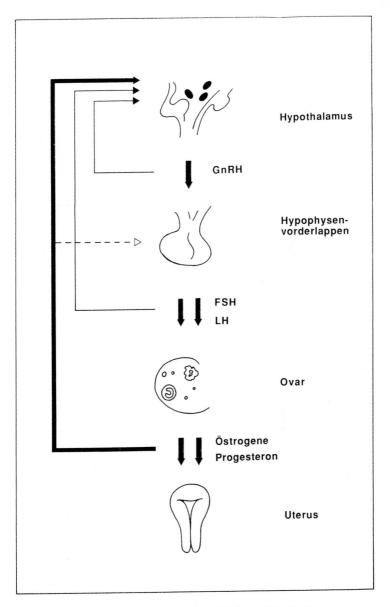

Abb. 3. Regulationsmechanismen der Ovarialfunktion (Feedback)

eines ultrakurzen Feedbacks. Eine ähnliche Funktion kommt zudem dem im Follikel gebildeten Inhibin zu, einem Proteohormon von noch unbekannter Struktur, welches die hypophysäre FSH-Sekretion unterdrückt.

Bisher wenig erforscht sind die intraovariellen parakrinen Steuerungsmechanismen. Mögliche Regulatoren sind die insulinähnlichen Wachstumsfaktoren, der Oozytenmaturationsinhibitor, das bereits genannte Inhibin sowie eine Reihe weiterer Stoffe, deren biologische Bedeutung noch spekulativ ist.

1.2 Der menstruelle Zyklus

1.2.1 Ovar und Eizelle

Die Ovarien haben bei der geschlechtsreifen Frau eine Größe von etwa 3 × 2 × 1 cm, ihr Gewicht beträgt normalerweise 7–14 g. Sie liegen vorwiegend intraperitoneal, der Hilus extraperitoneal. Mit dem Uterus sind sie durch die Ligg. ovarii propria verbunden, die Gefäßversorgung erfolgt über die Ligg. infundibulopelvica. Die Ovarien werden von der derben Tunica albuginea umschlossen, darunter befindet sich das eigentliche Keimparenchym mit den Follikeln. Das Innere schließlich besteht aus einer Markzone, welche vorwiegend Nerven und Gefäße enthält.

Die ursprünglichen Keimzellen, die Oogonien, wandern bereits etwa in der 8. Schwangerschaftswoche aus der Allantois in die Keimbahn. Sie differenzieren sich zwischen der 10. und 20. Schwangerschaftswoche unter gleichzeitiger mitotischer Teilung zu Oozyten, die sich dann mit einer einschichtigen kubischen Zellage, den Follikelzellen, umgeben und so die Primordialfollikel bilden. Ihr Durchmesser beträgt etwa 0,05 mm, ihre Zahl zunächst mehrere Millionen. Noch intrauterin kommt es zu einer fortschreitenden Atresie, so daß beim neugeborenen Mädchen nur etwa 500'000–700'000 Primordialfollikel vorhanden sind. Bereits in der Kindheit reifen gelegentlich Primärfollikel heran (Abb. 4), indem sich die Oozyten vergrößern. Daneben gehen die atretischen Prozesse weiter, so daß die Zahl der Follikel bei Pubertätsbeginn auf etwa die Hälfte reduziert ist.

Mit der Geschlechtsreife wachsen und vermehren sich die Follikelzellen unter dem Einfluß der nun zunehmenden Gonadotropinsekretion, es entsteht damit eine mehrschichtige Membrana granulosa. Auch die Oozyten selbst nehmen an Umfang zu und werden mit einem Durchmesser von gut 0,1 mm die größten Zellen des menschlichen Körpers überhaupt. Man spricht jetzt von Sekundärfollikeln (Abb. 5). Aus diesen entwickeln sich die durch einen flüssigkeitsgefüllten Hohlraum gekennzeichneten Tertiär- oder Bläschenfollikel (Abb. 6). Die Membrana granulosa ist nun vielschichtig, sie verdickt sich an einer Stelle und ragt als Cumulus oopherus, der die Eizelle einschließt, in die Follikelhöhle vor. Die unmittelbar umgebenen Granulosazellen bilden die Corona radiata. Das dem Follikel

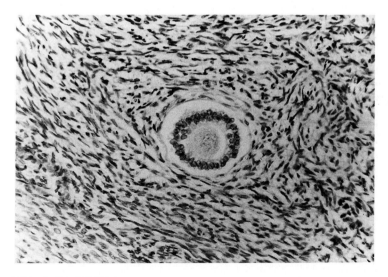

Abb. 4. Primärfollikel

10 Physiologische Grundlagen

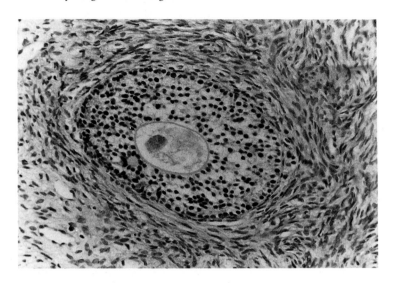

Abb. 5. Sekundärfollikel

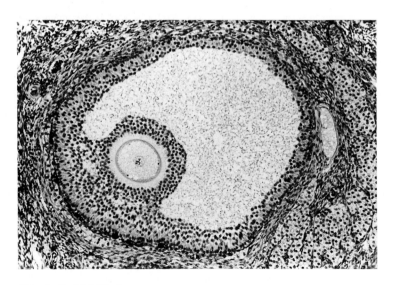

Abb. 6. Tertiärfollikel

anliegende Bindegewebe differenziert sich in die gefäßreiche Theca interna und Theca externa.

Schließlich reift ein einzelner Tertiärfollikel zum sprungreifen Graaf-Follikel heran, der einen Durchmesser von 18–24 mm erreicht. In der Eizelle findet zu diesem Zeitpunkt die erste Reifeteilung statt. Der Druck im Follikel nimmt rasch zu, die Wandung wird durch proteolytische Fermente der Follikelflüssigkeit verdünnt und reißt schließlich ein. Die Oozyte tritt samt den umgebenden Zellen aus, wird durch den Fimbrientrichter aufgenommen und gelangt, unterstützt vom Flimmerstrom und der Peristaltik der Tube in deren ampullären Bereich. Während dieses Transports erfolgt die zweite Reifeteilung. Unter günstigen Umständen kommt es zur Befruchtung, anderenfalls wandert die Eizelle zwar ebenfalls zum Uterus hinunter, geht aber zugrunde und wird mit der Menstruationsblutung ausgestoßen.

Nach der Ovulation kollabiert die Follikelwand, es kommt zum Einwachsen von Kapillaren und zur Proliferation der verbleibenden Granulosa- und Thekazellen, wobei reichlich Lipoide eingelagert werden. Auf diese Weise entwickelt sich hauptsächlich unter dem Einfluß von LH ein Corpus luteum (Abb. 7), dessen maximale Aktivität nach ungefähr 7 Tagen erreicht ist. Außer bei Eintritt einer Schwangerschaft kommt es bereits nach etwa 10 Tagen zu Schrumpfungs- und Hyalinisierungsprozessen, schließlich verbleibt lediglich eine bindegewebige Narbe, das Corpus albicans.

Da der Ovulationsprozeß in der reproduktiven Phase im Durchschnitt alle 4 Wochen abläuft, gelangen im Laufe des Lebens lediglich etwa 400 Follikel zur Reifung, der Rest wird atretisch. Um die Menopause sind immer noch einige tausend Primordialfollikel vorhanden, welche jedoch auf die gonadotrope Stimulation nicht mehr ansprechen.

1.2.2 Sexualhormone

Chemie und Biosynthese

Die Granulosa- und Thekazellen bilden eine Reihe von Sexualhormonen, v.a. Östron, Östradiol, Östriol, Progesteron,

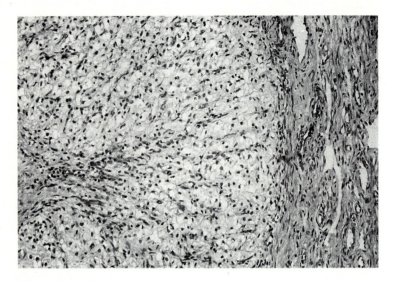

Abb. 7. Corpus luteum

aber auch 17α-Hydroxyprogesteron, Dehydroepiandrosteron, Androstendion und Testosteron. Chemisch handelt es sich bei den 3 erstgenannten Östrogenen um C_{18}-, bei den Gestagenen Progesteron und 17α-Hydroxyprogesteron um C_{21}-, und bei den Androgenen um C_{19}-Steroide mit der entsprechenden Anzahl von Kohlenstoffatomen in einem Grundgerüst von 3 hydrierten Benzolringen und einem Cyclopentanophenantrenring (Abb. 8–11).

Die Biosynthese dieser Hormone, welche ähnlich wie in der Nebennierenrinde und in den Hoden verläuft, steht unter dem Einfluß der hypophysären Gonadotropine FSH und LH. Ausgangsprodukt ist aktiviertes Azetat; aus 3 Molekülen entsteht dann die Mevalonsäure, daraus das Squalen, eine C_{30}-Verbindung, die über Lanosterin zu Cholesterin transformiert wird. Nach oxidativer Abspaltung von Isokapronsäure und von 3 CO_2-Gruppen kommt das biologisch inaktive Pregnenolon zustande. Durch Dehydrierung ergibt sich Progesteron, das eine zentrale Stellung einnimmt und v.a. im Corpus luteum gebildet

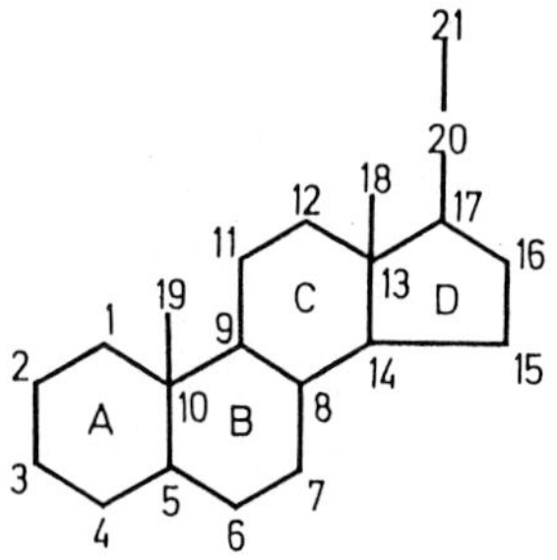

Abb. 8. Grundgerüst der Steroidhormone mit Bezeichnung der Ringe und der C-Atome

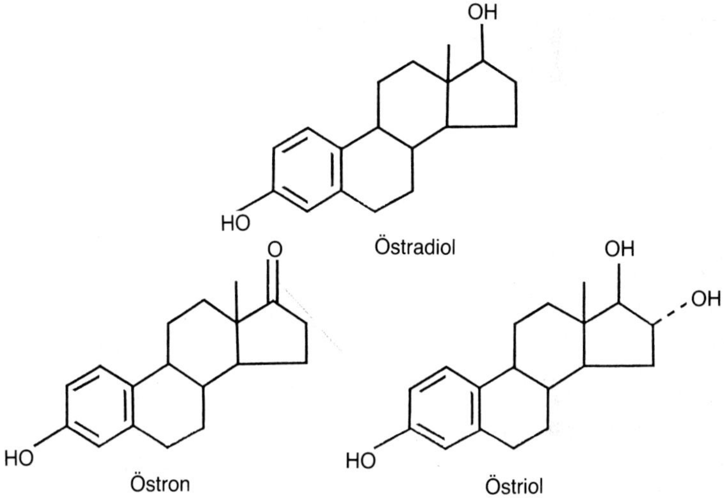

Abb. 9. Strukturformeln der wichtigsten natürlichen Östrogene

wird. Der weitere Weg führt über 17α-Hydroxyprogesteron zu Androstendion, das im Follikel auch aus Pregnenolon über die Zwischenstufen 17α-Hydroxypregnenolon und Dehydroepiandrosteron synthetisiert werden kann. Daraus entstehen einerseits Testosteron, andererseits durch Aromatisierung Östron, Östradiol und Östriol (Abb. 12). Im Blut liegt nur ein sehr kleiner Teil der Sexualhormone in freier, biologisch aktiver

Physiologische Grundlagen

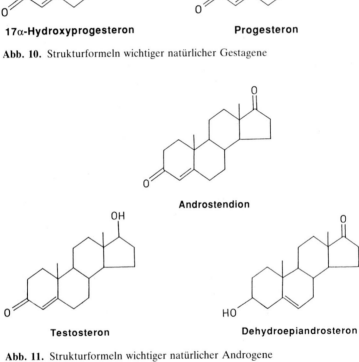

17α-Hydroxyprogesteron **Progesteron**

Abb. 10. Strukturformeln wichtiger natürlicher Gestagene

Androstendion

Testosteron **Dehydroepiandrosteron**

Abb. 11. Strukturformeln wichtiger natürlicher Androgene

Form vor, überwiegend sind sie reversibel an spezifische Transportproteine gebunden. Östrogene und Androgene haben eine besondere Affinität zum sexhormonbindenden Globulin (SHBG), Progesteron zum Transkortin (CBG).

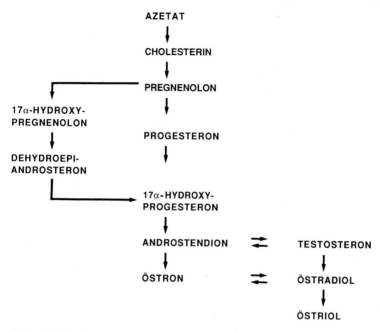

Abb. 12. Vereinfachte Darstellung der Biosynthese von Sexualsteroiden im Ovar

Die Inaktivierung der Sexualhormone erfolgt einerseits durch Abspaltung von Seitenketten und Bildung von Isomeren, andererseits durch Konjugation, d.h. Glukuronidierung und Sulfatierung in der Leber, wodurch die lipophilen Steroide wasserlöslich und nierengängig werden.

Biologische Wirkung

Östrogene sind Verbindungen, die bei kastrierten weiblichen Nagern Brunst auslösen. Sie sind für die Ausbildung der wichtigsten sekundären Geschlechtsmerkmale der Frau verantwortlich, so v.a. für die typisch weibliche Fettverteilung und

Beckenform, die Entwicklung der Brüste sowie zusammen mit den Androgenen für die weibliche Schambehaarung. Im weiteren wird auch das Wachstum der Genitalorgane, speziell des Uterus, gefördert; unter ihrem Einfluß wird die Vagina länger und elastischer, die Vulva vermehrt durchblutet, die kleinen Labien nehmen an Größe zu. Die in der fertilen Periode zyklisch erfolgende Östrogensekretion führt zur Proliferation des Endometriums, zum Aufbau des Vaginalepithels sowie zur Bildung des für die Spermienaszension notwendigen Zervikalschleims. Wahrscheinlich beeinflussen die Östrogene auch die vegetative Reaktionslage im parasympathikotonen Sinn, sie bewirken außerdem Wasser- und Natriumretention. Schließlich wirken sie antiatherogen, indem sie den Gesamt- und den LDL-Cholesterinspiegel senken und den gefäßprotektiven HDL-Anteil erhöhen.

Gestagene sind Sexualsteroide, die der Entwicklung und Erhaltung einer Schwangerschaft dienen. Eine der wesentlichsten Funktionen im Zyklus ist die sekretorische Umwandlung des Endometriums, erst dadurch wird die Implantation einer befruchteten Eizelle möglich. Sie sind auch an der Ausbildung der Brustdrüse beteiligt. Während Östrogene v.a. das Wachstum der Milchgänge stimulieren, sind sie in erster Linie für die Proliferation der Alveolen verantwortlich. Im weiteren hemmen sie die Kontraktilität des Myometriums, was besonders in der Schwangerschaft von Bedeutung ist. Schließlich beeinflussen auch sie Zervikalschleim und Vaginalepithel (s. Kap. 2.2.5, 2.2.6). In vegetativer Hinsicht wirken sie vorwiegend sympathikoton, sie sind primär natriumdiuretisch, zusammen mit den Östrogenen aber wasserretinierend. Progesteron hat thermostimulierende Eigenschaften und führt zu einem Anstieg der Basaltemperatur um 0,4–0,6 °C (s. Kap. 2.2.4).

Androgene, deren biologisch aktivster Vertreter das Testosteron ist, sind für die Ausbildung der männlichen Geschlechtsmerkmale verantwortliche Hormone. Bei der Frau werden sie etwa zu gleichen Teilen im Ovar und in der Nebennierenrinde, insgesamt jedoch nur in geringen Mengen gebildet. Sie beeinflussen v.a. die Entwicklung der Scham- und Axillarbehaarung, der Klitoris und der Labia maiora. Überschuß führt zu Virilisierung (s. Kap. 3.5). Androgene haben allgemein anabole Wirkung, in höheren Dosen steigern sie bei der Frau die Libido.

Alle geschilderten Effekte der Sexualsteroide erfolgen über spezifische, teils durch sie selbst induzierte Östrogen-, Progesteron- und Androgenrezeptoren, die sich heute quantitativ in den Zielorganen messen lassen. Die Steroidhormone diffundieren dabei vorerst ins Zytoplasma, werden dort an ein Rezeptorprotein gebunden und dann in den Zellkern transloziert, wo sie auf die in der chromosomalen DNS gespeicherte genetische Information einwirken. Es ist leicht verständlich, daß Störungen dieser Mechanismen auch bei sonst normaler hormonaler Funktion zu klinisch relevanten Problemen führen können.

1.2.3 Zyklusphasen

Der menstruelle Zyklus läßt sich in 4 Hauptabschnitte unterteilen: die proliferative Phase, die Ovulationsphase, die sekretorische Phase und die Menstruation. Seine Dauer beträgt im Durchschnitt 28 Tage, die Ovulation findet in der Regel um den 13. bis 14. Zyklustag statt.

Im 1. Zyklusabschnitt, der **Proliferationsphase**, reifen unter dem Einfluß der hypophysären Gonadotropine, v.a. des FSH, mehrere Sekundärfollikel heran. Diese Rekrutierungsphase ist jeweils bis zum 4. Zyklustag abgeschlossen, in den darauffolgenden 3 Tagen wird der künftige Leitfollikel selektioniert, der sich bis zum 12./13. Zyklustag zum reifen Graaf-Follikel weiterentwickelt. Dabei werden in zunehmendem Maße Östrogene produziert, womit sich das während der Menstruation abgestoßene Endometrium zu regenerieren beginnt. Das Stroma lockert sich auf, und von der Basalschicht aus wachsen zunächst gestreckte, enge Drüsenschläuche aus, deren Epithelien zahlreiche Mitosen aufweisen (s. Kap. 2.2.8). Auch der Zervikalschleim zeigt unter dem verstärkten Östrogeneinfluß charakteristische Veränderungen, er wird dünnflüssig, klar, fadenziehend und bildet beim Eintrocknen farnkrautähnliche

Kristalle (s. Kap. 2.2.6). Das Vaginalepithel verdickt sich, es wird Glykogen eingelagert, im Abstrich herrschen Oberflächenzellen mit pyknotischen Kernen vor (s. Kap. 2.2.5).

In der **Ovulationphase** kommt es zu einer kurzdauernden, massiven Ausschüttung von LH (Abb. 13). Der auslösende Mechanismus ist nicht restlos geklärt, u.a. dürfte ein positiver Feedback der ansteigenden Östradiolspiegel eine Rolle spielen. 24–38 h, im Mittel 32 h, nach der LH-Spitze tritt die Ruptur des sprungreifen Follikels, die Ovulation ein. Das Endometrium weist zu diesem Zeitpunkt eine maximale Proliferation auf, seine Dicke beträgt 4–5 mm (Abb. 14). Auch der Zervikalschleim und das Vaginalepithel spiegeln den starken Östrogeneinfluß wider.

Die **Sekretions- oder Lutealphase** ist durch die unter Einwirkung von LH eintretende Umwandlung des Follikels in ein Corpus luteum gekennzeichnet. Neben Östrogenen wird jetzt v.a. Progesteron produziert, das zur sekretorischen Transformation des Endometriums führt (Abb. 15). Die Drüsenschläuche schlängeln und weiten sich und enthalten vermehrt Sekret, die Epithelzellen zeigen typische retronukleäre Sekretvakuolen und Glykogen. Im stark aufgelockerten Stroma finden sich zahlreiche Spiralarterien. Gegen Ende der Sekretionsphase werden die Drüsenschläuche sägeförmig, es treten Pseudodezidualzellen auf, so daß das Bild demjenigen einer frühen Schwangerschaft gleicht. Der Zervikalschleim vermindert sich unter dem Einfluß von Progesteron, er wird trüb, zäh und wenig spinnbar, das Arborisationsphänomen verschwindet, der Leukozytengehalt steigt an. Im Vaginalepithel kommt es zu einer massiven Desquamation, im Abstrich herrschen oft verklumpte Intermediärzellen vor (s. Kap. 2.2.5).

Mit nachlassender Funktion des Gelbkörpers sinken die Östrogen- und Progesteronspiegel rasch ab. Dadurch kommt es zu Blutungen ins Stroma, zu fortschreitendem Zerfall und schließlich zur Abstoßung des Endometriums, womit die Menstruation einsetzt. Ihre Dauer beträgt durchschnittlich 4–5 Tage, der Blutverlust 40–50 ml, wobei das normale Menstrualblut infolge freiwerdender fibrinolytischer Enzyme ungerinnbar ist. Am 4. bis 5. Zyklustag beginnt erneut die oben beschriebene Regeneration des Endometriums.

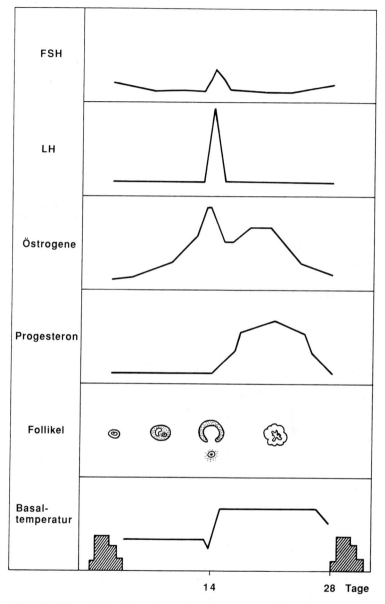

Abb. 13. Schematische Darstellung der Gonadotropin-, Östrogen- und Progesteronsekretion im normalen menstruellen Zyklus

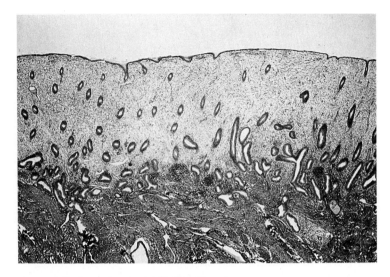

Abb. 14. Endometrium in der Proliferationsphase

1.3 Konzeption und Schwangerschaft

Die bei der Kohabitation im hinteren Scheidengewölbe deponierten Spermien aszendieren bei ausreichender Mukusqualität sehr rasch durch die Zervix und ihre Krypten in den Uterus und in die Tuben, bereits nach 2 h lassen sich Samenzellen in der Peritonealflüssigkeit nachweisen. Auf ihrer Wanderung werden sie selektioniert und kapazitiert, wobei es auf biochemischem Weg zur Ablösung der äußeren mikrosomalen Membran kommt. Erst dadurch sind sie in der Lage, mittels Hyaluronidasen und Proteinasen in die Eizelle einzudringen.

Die Fertilisierung findet im ampullären Anteil der Tube innerhalb von 12 h nach der Ovulation statt. Sobald eines der dort wartenden Spermien, die in der Regel eine Überlebensdauer von 2–4 Tagen haben, im Ooplasma anlangt, kommt es zur Verdickung der Zona pellucida, die damit nicht mehr penetrierbar ist. Zu diesem Zeitpunkt durchläuft die Oozyte

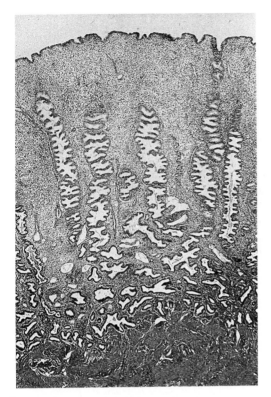

Abb. 15. Endometrium in der Lutealphase

die 2. Reifeteilung. Bei der anschließenden Konjugation, der Verschmelzung des männlichen und weiblichen Kerns, vereinigen sich die beiden haploiden Chromosomensätze wieder zum diploiden Satz von 46 Chromosomen.

Schon 30 h später kommt es zur ersten Furchungsteilung, nach 3 Tagen ist ein Zellkomplex von etwa 16 Blastomeren ausgebildet, der als Morula bezeichnet wird. Gleichzeitig erfolgt mittels Zilienschlag und Kontraktionen der Tubenmuskulatur der Transport in den Uterus (Abb. 16), wo sich noch vor der Implantation die Blastozyste, eine Hohlkugel mit 2 Zellagen,

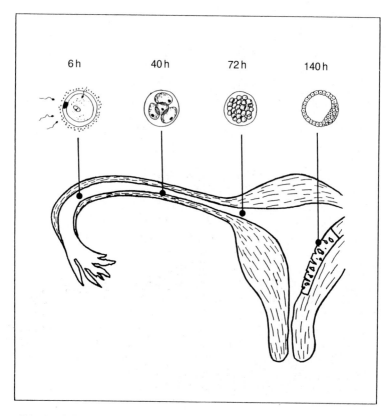

Abb. 16. Schematische Darstellung der Entwicklung, des Transportes und der Implantation der befruchteten Eizelle

ausdifferenziert. Aus der äußeren Lage entsteht der Trophoblast und später die Plazenta, aus der inneren der Embryoblast, aus dem der Embryo und schließlich der Fetus hervorgeht.

Etwa 6 Tage nach der Fertilisierung implantiert sich die Blastozyste mittels proteolytischer Enzyme in die sekretorische Uterusschleimhaut, die sich durch verstärkte Einlagerung von Glykogen und Lipiden in die der Ernährung des Keims dienende Dezidua umwandelt. Der Trophoblast differenziert sich in den

Zytotrophoblasten mit kubischen, gut abgegrenzten Zellen und den außen anschließenden Synzytiotrophoblasten, dessen Zellgrenzen nicht erkennbar sind. Bereits etwa nach 12 Tagen ist die Implantation beendet, der Epitheldefekt schließt sich und es kommt zur Ausbildung der Primordialzotten. Durch Eröffnung der mütterlichen Lakunen entstehen die intervillösen Räume, die Zotten werden mit Stroma und Gefäßen versorgt und gewinnen später Anschluß an den embryonalen Kreislauf, womit der Übergang vom anaeroben zum aeroben Stoffwechsel gegeben ist.

Zwischen dem 15. und 42. Tag nach der Konzeption erfolgt im Embryo die Organogenese mit Ausdifferenzierung der wichtigsten Organe. Gleichzeitig bildet sich auch die definitive Plazenta, indem das Chorion laeve, d.h. die dem Uteruscavum zugewandten Zotten, verkümmern, während das Chorion frondosum, der wandnahe Zottenbereich, eine weitere Ausbreitung erfährt.

In manchen Fällen wird diese Entwicklung allerdings frühzeitig unterbrochen, oft bereits vor der Nidation. Eingehende Studien haben gezeigt, daß etwa die Hälfte der nicht implantierten Oozyten Fehlbildungen aufweisen und damit entwicklungsunfähig sind; auch nach der Implantation endet rund 1/3 aller angelegten Schwangerschaften mit einem Frühabort, der allerdings oft nicht bemerkt wird.

Hormonal kommt es in der Frühgravidität zu sehr wesentlichen Umstellungen. Bereits etwa nach 8 Tagen beginnt der Trophoblast neue Hormone und plazentare Proteine zu sezernieren, u.a. das Choriongonadotropin (HCG). Dessen ausgeprägte luteotrope Wirkung verhindert die Regression des Gelbkörpers, es bildet sich ein Corpus luteum graviditatis, welches in steigenden Mengen Östrogene und Progesteron produziert. Auf diese Weise wird die Desquamation des Endometriums verhindert und seine deziduale Umwandlung gefördert. Später wird diese Funktion immer mehr von Trophoblasten selbst übernommen, der in großem Umfang Sexualsteroide bildet, welche für die Erhaltung der Schwangerschaft unentbehrlich sind. Unter ihrem Einfluß wird die Produktion der hypophysären Gonadotropine weitgehend eingestellt und kommt erst postpartal, nach Ausstoßung der Plazenta, allmählich wieder in Gang.

Die Weiterentwicklung der Gravidität, die endokrinen Beziehungen zwischen Mutter, Plazenta und Fetus sowie die hormonalen Besonderheiten der Geburt und der Laktationsphase sind außerordentlich komplex und können in diesem Rahmen nicht näher ausgeführt werden.

1.4 Pubertät und Klimakterium

1.4.1 Pubertät

Während der Kindheit – d.h. bis zum 8. oder 9. Lebensjahr – ruht die Tätigkeit der Ovarien fast vollständig. Zu diesem Zeitpunkt, der Präpubertät, kommt es nach Wegfall zentraler, noch wenig erforschter Hemmwirkungen zu vermehrter GnRH-Sekretion, welche ihrerseits die FSH- und die pulsatile nächtliche LH-Freisetzung verstärkt. Als Folge der gonadotropen Stimulation reifen die ersten Follikel heran, was zu steigender Produktion von Östrogenen führt. Äußerlich sichtbar vergrößern sich beim 10- bis 11jährigen Mädchen die Mamillen, dann kommt es zur Ausbildung einer Knospenbrust, was als Thelarche bezeichnet wird. Wenig später tritt unter dem Einfluß vermehrt gebildeter adrenaler Androgene die Schambehaarung, nochmals etwa 1 Jahr danach die Axillarbehaarung auf. Die Östrogene bewirken in der gleichen Zeit ein Wachstum der Genitalorgane, der Uterus nimmt an Größe zu, das Verhältnis zwischen Zervix und Korpus verschiebt sich zugunsten des letzteren, die Scheide wird länger und weiter, die Fettverteilung und die Beckenform gleichen sich der erwachsenen Frau an.

Auffallendstes Ereignis in dieser Lebensphase ist die erste Menstruation, die Menarche. Sie tritt derzeit in Mitteleuropa mit etwa $12\frac{1}{2} \pm 2$ Jahren ein, nur bei 5% der Mädchen liegt der Zeitpunkt vor dem 11. oder nach dem 16. Lebensjahr. Es handelt sich dabei in der Regel um eine anovulatorische Östrogenentzugsblutung. Im folgenden Zeitabschnitt, der auch als Adoleszenz bezeichnet wird und bis zum Abschluß des Wachstums dauert, kommt es immer mehr zu ovulatorischen, wenn auch noch oft unregelmäßigen Zyklen. Menstruationsstörungen wie Dysmenorrhö (s. Kap. 3.3) und dysfunktionelle Blutungen (s. Kap. 3.1.3) sind häufig. Die Fertilität ist zunächst wegen der vielfach unzureichenden Gelbkörperfunktion gering, nimmt dann aber rasch zu.

1.4.2 Klimakterium

Das Klimakterium umfaßt den mehrere Jahre dauernden Zeitabschnitt vor und nach der Menopause, dem Moment des endgültigen Versiegens der Menstruation. Besser und genauer ist die Unterteilung in Prä-, Peri- und Postmenopause.

Bereits etwa 2–3 Jahre vor der Menopause sinken die Östrogenspiegel allmählich ab, was einerseits durch den weitgehenden Verbrauch der im Ovar angelegten Follikel, andererseits durch eine Gonadotropinresistenz infolge Sklerose und Obliteration der Ovarialgefäße bedingt sein dürfte. Anovulation, Zyklusstörungen und dysfunktionelle Blutungen sind in dieser Phase häufig. Schwangerschaften treten nur sehr selten auf, die Fertilität ist stark reduziert. Bei weiter abfallender Östrogenproduktion mit peripheren Östradiolwerten unter etwa 25 pg/ml (100 pmol/l) bleiben die menstruellen Blutungen gänzlich aus. Dieser Zeitpunkt liegt in unseren Breitengraden im Mittel bei knapp 52 Jahren, er hat sich in den letzten Jahrzehnten mit steigender Lebenserwartung allmählich ins höhere Alter verschoben. Die individuellen Unterschiede sind erheblich, immerhin erlischt die Ovarialfuktion nur bei etwa 5% der Frauen vor dem 40. oder erst nach dem 58. Lebensjahr.

Schon prämenopausal, v.a. aber in der Perimenopause, steigen die Gonadotropinspiegel kompensatorisch stark an. Die FSH-Werte liegen 5- bis 20mal höher als in der fertilen Periode, wobei die beabsichtigte Ankurbelung der Ovarialfunktion allerdings mißlingt. Umgekehrt kommt es unter dem Einfluß der ebenfalls erhöhten LH-Sekretion zur vermehrten Bildung von Androgenen im ovariellen Stroma, welche teilweise im peripheren Fettgewebe aromatisiert und zu Östron umgewandelt werden. Der bereits erwähnte Östrogenmangel führt zu zahlreichen Ausfallserscheinungen, welche als klimakterisches Syndrom bezeichnet werden (s. Kap. 3.8.1). Als Folge davon kommt es zu einer fortschreitenden Involution der Genitalorgane, schließlich beginnt mit etwa 65 Jahren das Senium, in dessen Verlauf die Gonadotropine allmählich wieder etwas absinken.

2 Untersuchungsmethoden

2.1 Grundprinzipien

Zyklusstörungen, Androgenisierungserscheinungen und Sterilität sind nicht nur häufig, sondern für die betroffenen Frauen oft auch besonders belastend. Schon aus diesen Gründen gilt es – wie überall in der Medizin –, mit einfachen Mitteln möglichst rasch viel auszusagen und eine zielgerichtete Behandlung einzuleiten. Im folgenden sollen die wichtigsten heute zur Abklärung verwendeten Methoden besprochen werden. Je nach Fragestellung muß daraus eine sinnvolle Auswahl getroffen werden, wobei für praktische Belange oft einige wenige, überwiegend klinisch durchgeführte Untersuchungen genügen. So läßt sich bei Amenorrhö anhand eines Gestagentests und einer Prolaktinbestimmung vielfach eine recht zuverlässige Diagnose stellen, während bei Hirsutismus Anamnese, Allgemeinbefund und Testosteronspiegel ausreichen mögen. Umgekehrt kann die Beurteilung einer Ovarialinsuffizienz, einer Virilisierung oder einer unklaren Sterilität aufwendig und schwierig sein, so daß solche Fälle frühzeitig ausgesondert und dem Spezialisten zugewiesen werden sollten.

2.2 Klinische Untersuchung

2.2.1 Anamnese

Die Vorgeschichte spielt bei der Abklärung eine wichtige Rolle. Von Interesse sind im besonderen der Verlauf der Pubertät, der

Zeitpunkt von Menarche, Thelarche und Pubarche sowie die Häufigkeit, Dauer und Stärke der Menstruationen. Im weiteren wird nach Zwischen-, Vor- und Nachblutungen gefragt, ferner nach Dysmenorrhö und ihrem erstmaligen Auftreten, nach prämenstruellen Beschwerden und früheren Schwangerschaften. Von Bedeutung sind zudem Veränderungen des Gewichts, der Stimmlage und der Körperbehaarung, aber auch Ausfallserscheinungen und Einnahme von Medikamenten. Nicht zuletzt muß an psychische Probleme gedacht werden, da gestörte Beziehungen zum Ehe- oder Sexualpartner, zu Schule, Elternhaus oder Arbeitsplatz zu Zyklus- und Fortpflanzungsstörungen führen können.

2.2.2 Allgemeinuntersuchung

Die körperliche Untersuchung vermag ebenfalls zahlreiche Anhaltspunkte zu geben. Neben Körperbau, Habitus, Gewicht und Größe, ist in erster Linie auf die Entwicklung der sekundären Geschlechtsmerkmale, der Brüste (Abb. 17) und der Körperbehaarung zu achten. In manchen Fällen, wie etwa bei Gonadendysgenesie, testikulärer Feminisierung, Anorexia nervosa oder Androgenisierung läßt sich die Diagnose bereits inspektorisch vermuten. Nicht zuletzt ist auf Störungen anderer endokriner Organe, wie der Schilddrüse, der Nebennierenrinde und der Adenohypophyse zu achten, die sich beispielsweise in einer Struma, einem Exophthalmus, einer Virilisierung, einer Galaktorrhö oder einer Akromegalie äußern können.

2.2.3 Gynäkologische Untersuchung

Die gynäkologische Untersuchung wird nach den üblichen Kriterien vorgenommen, sehr junge Patientinnen erfordern dabei oft ein besonderes Maß an Takt. Das äußere Genitale wird bezüglich seiner Entwicklung beurteilt, wesentlich sind die Genitalbehaarung (Abb. 18), die je nach hormonalem Einfluß feminin, spärlich oder viril ist, die kleinen Labien, welche bei

Klinische Untersuchung 29

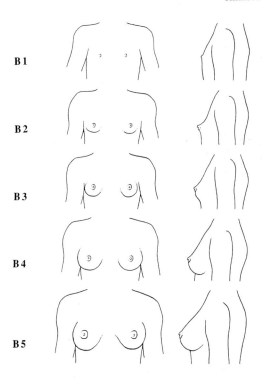

Abb. 17. Klassifizierung der Brustentwicklung (Tanner-Stadien: *B1–B5*)

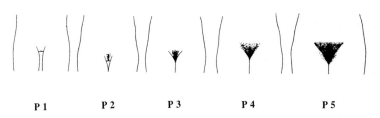

Abb. 18. Klassifizierung der Pubesentwicklung (Tanner-Stadien: *P1–P5*)

Hypogonadismus nur wenig ausgebildet sind, und die Klitoris, die bei Androgenisierung vergrößert sein kann.

Die Spekulumuntersuchung gibt Aufschluß über die Anlage, die Trophik und den Inhalt der Vagina, die Zervix und den Zervikalschleim, woraus Anhaltspunkte für die Ovarialfunktion gewonnen werden können.

Die bimanuelle Palpation erlaubt die Abschätzung von Form und Größe des Uterus. Speziell muß dabei auf die Adnexe geachtet werden. Adhäsive Veränderungen können zu Sterilität führen, vergrößerte Ovarien für das Syndrom der polyzystischen Ovarien (PCO-Syndrom) sprechen (s. Kap. 3.5.2).

2.2.4 Basaltemperatur

Die Messung der Basal- oder Aufwachtemperatur ist die einfachste und kostengünstigste Methode zur Beurteilung des menstruellen Zyklus. Sie wird morgens unmittelbar nach dem Aufwachen und vorzugsweise rektal gemessen, möglichst zur gleichen Zeit und nach mindestens 6stündiger Nachtruhe. Es sollte dazu immer dasselbe Thermometer verwendet werden, besonders geeignet sind Spezialmodelle mit gespreizter Skala und entsprechend guter Ablesbarkeit, beispielsweise das Cyclotest-Thermometer. Die Messung sollte 5 min dauern, die Werte werden in ein spezielles Kurvenblatt übertragen (Abb. 19). Abweichungen im Tagesrhythmus, wie spätes Aufstehen, Unpäßlichkeit, Infekte und Medikamente, welche die Temperatur beeinflussen, sind zu vermerken. Bei Sterilitätsfällen werden auch die Kohabitationen angegeben.

Die Erfahrung hat gezeigt, daß eine genaue Instruktion der Patientin unumgänglich ist. Nicht ganz selten sind Kurven völlig unbrauchbar, weil das Thermometer vor der Messung nicht heruntergeschlagen oder nicht richtig eingeführt wird. Elektronische Geräte wie Bioself (Abb. 20), Lady- und Baby-Comp (Abb. 21) erlauben eine zuverlässige apparative Registrierung der Basaltemperatur, sind allerdings recht kostspielig. Aufgrund der gespeicherten Daten berechnen sie zudem das Konzeptionsoptimum bzw. -pessimum.

Klinische Untersuchung 31

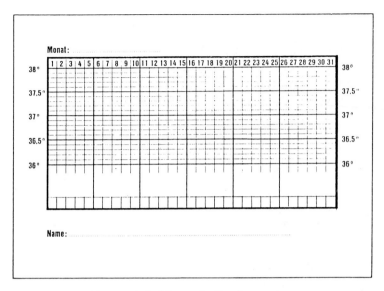

Abb. 19. Kurvenblatt zur Aufzeichnung der Basaltemperatur

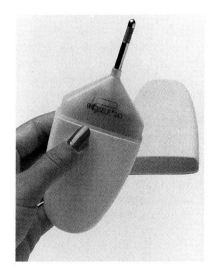

Abb. 20. Bioself zur elektronischen Messung und Registrierung der Basaltemperatur

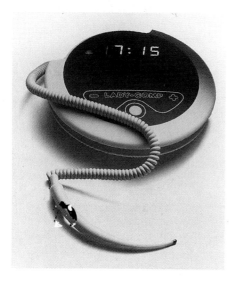

Abb. 21. Lady-Comp zur elektronischen Messung und Registrierung der Basaltemperatur

Die Basaltemperatur ist ein recht guter Parameter des hormonalen Geschehens. Postmenstruell und während der ganzen proliferativen Phase des Zyklus liegt sie zwischen 36,3 und 36,8 °C. Zum Zeitpunkt der Ovulation findet sich bei manchen Frauen als Ausdruck maximaler Östrogeneinwirkung ein Temperaturtief. 1–2 Tage später steigen die Meßwerte infolge des thermogenen Effekts des im Gelbkörper gebildeten Progesterons um 0,4–0,6 °C an; das damit erreichte hypertherme Plateau dauert normalerweise 10–14 Tage und fällt erst kurz vor der Menstruation wieder ab (Abb. 22).

Von diesem Normalmuster gibt es zahlreiche charakteristische Abweichungen, die leicht erkennbar sind. Bei Störungen der Follikelreifung ist die erste Phase stark verlängert (Abb. 23). Für eine Lutealinsuffizienz spricht ein verlangsamter, treppenförmiger Anstieg der Temperatur oder eine Verkürzung des hyperthermen Plateaus auf weniger als 10 Tage (Abb. 24).

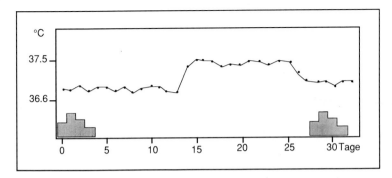

Abb. 22. Basaltemperaturkurve bei normalem Zyklus

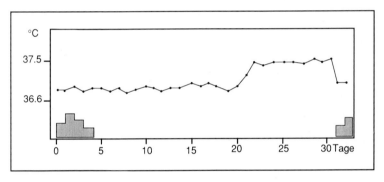

Abb. 23. Basaltemperaturkurve bei Störung der Follikelreifung

Beides deutet auf ungenügende Progesteronspiegel, die meist zu funktioneller Sterilität führen, da in diesen Fällen das Endometrium nur mangelhaft sekretorisch transformiert und dadurch die Nidation einer befruchteten Eizelle erschwert wird. Letztlich kann die Basaltemperaturkurve auch monophasisch verlaufen, wobei der mittzyklische Anstieg fehlt (Abb. 25). Fast immer spricht dies für Anovulation, beweisend ist es allerdings nicht, da der thermogene Effekt des Progesterons individuell unterschiedlich ist und ausnahmsweise gänzlich fehlen kann.

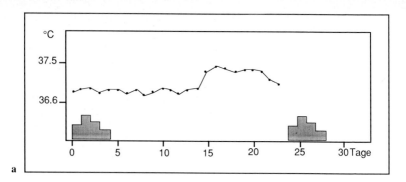
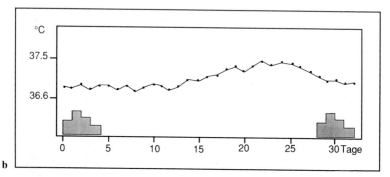

Abb. 24a,b. Basaltemperaturkurve bei Lutealinsuffizienz. **a** Verkürztes hyperthermes Plateau. **b** Protrahierter postovulatorischer Anstieg

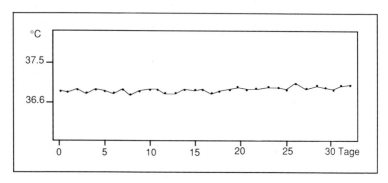

Abb. 25. Basaltemperatur bei Anovulation

Ist die Temperatur während längerer Zeit, d.h. mehr als 16–17 Tage, erhöht, ist in erster Linie an eine Frühschwangerschaft zu denken. Die Basaltemperaturkurve dient nicht nur diagnostischen Zwecken, mit ihrer Hilfe läßt sich bei Sterilitätsfällen auch das Konzeptionsoptimum abschätzen. Der beste Zeitpunkt für Kohabitationen liegt dabei knapp vor dem Anstieg und fällt mit dem Temperaturtief zusammen, soweit vorhanden.

2.2.5 Vaginalzytologie

Auch das vaginale Zellbild erlaubt eine zuverlässige Beurteilung der Ovarialfunktion und ist deshalb immer noch eine durchaus brauchbare, einfache und billige Möglichkeit zur Zyklusdiagnostik. Das Zellmaterial wird nach Einführen des Spekulums mittels eines Watteträgers aus dem seitlichen Scheidengewölbe entnommen und auf einen sauberen Objektträger ausgestrichen. Die Beurteilung erfolgt entweder mittels Phasenkontrastmikroskop oder nach Fixation und Färbung nach Papanicolaou, wie sie in jedem zytologischen Labor gebräuchlich ist.

Die Interpretation des exfoliativen Zellbildes erfordert einige Grundkenntnisse des Aufbaus und der hormonalen Abhängigkeit des Vaginalepithels (Abb. 26). Vereinfacht lassen sich 4 Schichten unterscheiden, eine oberflächliche, eine intermediäre, eine parabasale und eine basale; dementsprechend finden sich im Abstrich 4 charakteristische Zelltypen. Oberflächenzellen sind groß, polygonal, ihre Kerne oft pyknotisch, ihr Plasma je nach Zyklusphase azidophil oder basophil. Die ovoiden Intermediärzellen haben bläschenförmige Kerne und färben sich basophil an. Parabasalzellen sind klein, rund, basophil, der Kern ist groß und chromatinreich. Am kleinsten ist die Basalzelle, deren Kern noch markanter erscheint.

Im Verlaufe des menstruellen Zyklus finden sich charakteristische Veränderungen des Zellbildes. In der frühen Proliferationsphase kommt es zu einer allmählichen Zunahme der Oberflächen- gegenüber den Intermediärzellen. Unmittelbar

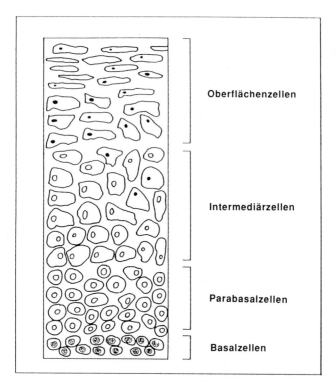

Abb. 26. Schema des Aufbaus des Vaginalepithels

vor der Ovulation finden sich unter maximaler Östrogeneinwirkung fast ausschließlich azidophile Oberflächenzellen mit stark pyknotischen Kernen oder kernlose Schollen (Abb. 27). In der Lutealphase schließlich wird das Bild durch den zunehmenden Progesteroneinfluß modifiziert, die Oberflächenzellen werden basophil, gefältelt und verklumpen (Abb. 28); ein ähnliches Bild besteht anfänglich auch in der Schwangerschaft.

In der Postmenopause und in der Kindheit sowie bei ausgeprägter Ovarialinsuffizienz ist der Abstrich atrophisch und enthält ausschließlich Parabasal- und Basalzellen (Abb. 29).

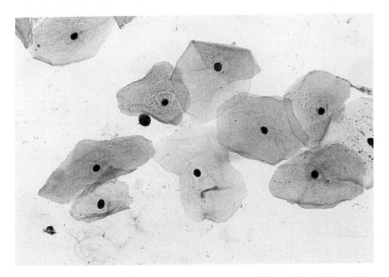

Abb. 27. Vaginalabstrich in der periovulatorischen Phase: Oberflächenzellen mit pyknotischen Kernen

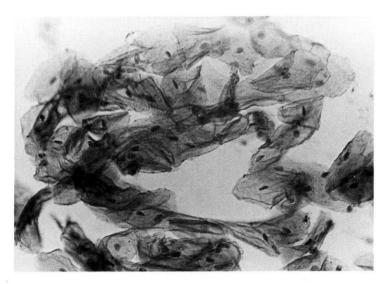

Abb. 28. Vaginalabstrich in der Lutealphase: Teilweise verklumpte Intermediärzellen mit eingerollten Rändern

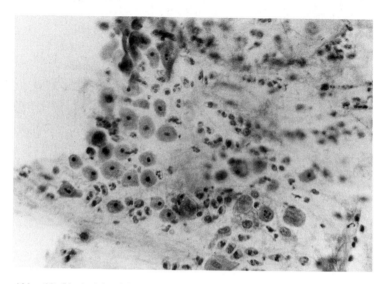

Abb. 29. Vaginalabstrich bei postmenopausaler Atrophie: Parabasal- und Basalzellen

2.2.6 Zervixindex

Eine bewährte und einfache Möglichkeit, sich über die hormonale Situation ins Bild zu setzen, besteht in der Beurteilung des durch die Zervixdrüsen produzierten Schleims (Abb. 30). Der postmenstruell bei enggestelltem Muttermund spärliche Mukus ist trübe, zäh, viskös und für Spermien undurchdringlich. Unter verstärktem Östrogeneinfluß nimmt seine Menge zu, er wird transparenter, dünner und elastischer. Zum Ovulationszeitpunkt fließt er reichlich aus dem jetzt weit geöffneten Muttermund (Abb. 31), er ist klar, fadenziehend und für Spermien optimal penetrierbar. Unter Einwirkung des Progesterons verschwinden diese Veränderungen, der Schleim ist erneut spärlich und trübe.

Besonders eindrücklich läßt sich der Östrogeneffekt mittels der **Spinnbarkeit** nachweisen. Es wird dazu mit einer anatomi-

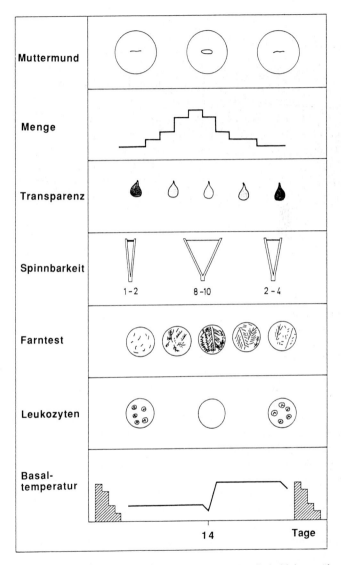

Abb. 30. Veränderungen der Zervix und des Zervikalschleims während des normalen menstruellen Zyklus

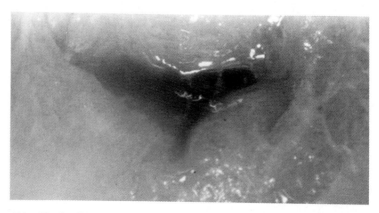

Abb. 31. Geöffneter Muttermund mit reichlich klarem Zervikalschleim zum Zeitpunkt der Ovulation

schen Pinzette etwas Schleim aus dem Zervikalkanal entnommen und durch Spreizen derselben ausgezogen; periovulatorisch läßt sich auf diese Weise ein 6–12 cm langer Faden bilden (Abb. 32). In der frühen Proliferationsphase und unter dem Einfluß des Progesterons in der Lutealphase ist die Spinnbarkeit gering oder fehlt gänzlich, dasselbe ist der Fall bei ausgeprägter Ovarialinsuffizienz und in der Postmenopause.

Ein weiteres Kriterium zur Beurteilung des Zervikalschleims ist der **Farntest**. Bringt man etwas Mukus auf einen Objektträger, den man nicht abdeckt, so bilden sich bei starker Östrogeneinwirkung infolge des hohen Kochsalzgehalts beim Eintrocknen mikroskopisch sichtbare, eindrucksvolle Farnkrautkristalle (Abb. 33). Bei schwächerem Östrogen- oder zunehmendem Progesteroneinfluß ist dieses Arborisationsphänomen gering, prä- und postmenstruell fehlt es völlig. Saubere Objektträger sind Voraussetzung für ein zuverlässiges Resultat.

Gleichzeitig mit der Arborisation wird mikroskopisch auch der Leukozytengehalt des Zervikalschleims geprüft. Er ist in der frühen Proliferations- und während der Lutealphase be-

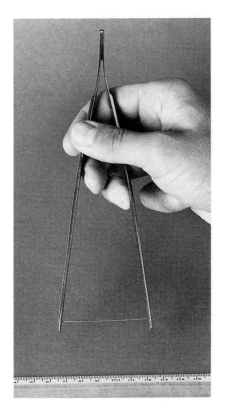

Abb. 32. Prüfung der Spinnbarkeit des Zervikalschleims

trächtlich, zum Zeitpunkt der Ovulation minimal. Bei hiervon abweichenden Befunden empfiehlt sich eine bakteriologische Untersuchung des Mukus.

Eine umfassende Beurteilung aller genannten Faktoren ermöglicht der **Zervixindex** (Tabelle 1), der sich ganz besonders in der Sterilitätsbehandlung bewährt hat (s. Kap. 3.9.4). Werte von 4–7 entsprechen in der Regel einer mäßigen, solche von 8–12 einer guten Östrogensekretion.

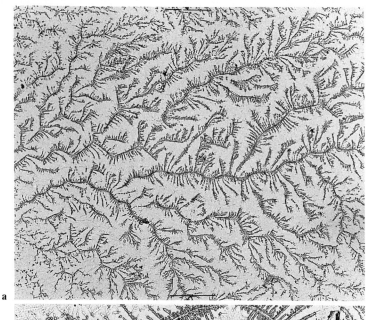

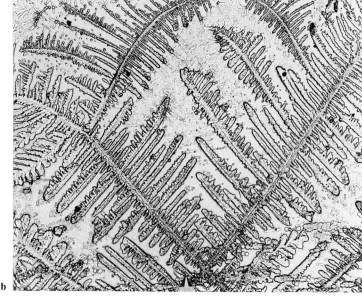

Tabelle 1. Zervixindex zur Beurteilung des Östrogeneffekts

Punkte	0	1	2	3
Schleimmenge	–	Gering	Mäßig	Reichlich
Spinnbarkeit (cm)	0	1–2	3–7	8–10
Farntest	Amorph	Linear	Partiell	Vollständig
Zervixöffnung	Geschlossen		Teilweise offen	Klaffend

2.2.7 Postkoitaltest

Eine oft unterlassene, bei Sterilitätsfällen jedoch besonders aussagekräftige Methode ist die auch als **Sims-Huhner-Test** bezeichnete Untersuchung der Spermien im Zervikalschleim der Frau. Zu diesem Zweck wird 4–12 h nach einer normalen Kohabitation mit einer anatomischen Pinzette, einer Tuberkulinspritze oder einer Saugpipette etwas Schleim aus dem Zervikalkanal entnommen, auf einen Objektträger gebracht, mit einem Deckgläschen abgedeckt und sofort mikroskopisch bei etwa 400facher Vergrößerung beurteilt. Normalerweise finden sich unter diesen Bedingungen mindestens 7 propulsiv bewegliche Spermien pro Gesichtsfeld (Abb. 34).

Der Test fällt nur zum Zeitpunkt optimaler Mukusverhältnisse, also periovulatorisch, positiv aus. Er wird demnach bei normalem Zyklus zwischen dem 11. und 14. Zyklustag vorgenommen. Der Zervixindex sollte mindestens 8 betragen (s. Kap. 2.2.6), der Zervikalschleim muß klar und ausreichend spinnbar sein, nur vereinzelt Leukozyten aufweisen und eine gute Arborisation zeigen. Selbstverständlich dürfen vor der Untersuchung keine Spülungen oder Einlagen von Tampons

←

Abb. 33a,b. Farntest. **a** Schwacher Östrogeneffekt in der frühen Proliferationsphase. **b** Ausgeprägte Farnkrautkristalle bei maximaler periovulatorischer Östrogeneinwirkung

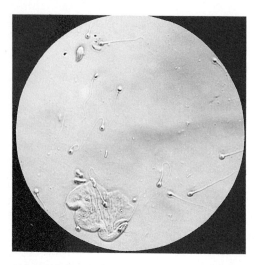

Abb. 34. Postkoitaltest (400×): Spermien und zervikale Epithelzelle, fehlende Leukozyten

vorgenommen werden, außerdem ist eine mindestens 3tägige Abstinenz zu empfehlen. Werden trotz eines unauffälligen Spermiogramms, gutem Mukus und richtiger Entnahmetechnik wiederholt keine beweglichen Spermien gefunden, dann ist dies meist auf psychosexuelle Probleme, wie Potenzstörungen oder vorzeitige Ejakulation, zurückzuführen, wobei in solchen Fällen auch im hinteren Scheidengewölbe keine Spermien aufzufinden sind. Erst in zweiter Linie ist an immunologische Faktoren zu denken, zu deren weiteren Abklärung ein allerdings dem Speziallabor vorbehaltener, in vitro durchgeführter Spermienpenetrationstest angezeigt ist (s. Kap. 2.6.2).

2.2.8 Endometriumbiopsie

Die Endometriumbiopsie ist eine einfache, ambulant durchzuführende Methode zur funktionellen Beurteilung der Gebärmutterschleimhaut. Nach Desinfektion der Vagina wird die

Portio angehakt, der Zervikalkanal mit dem Hysterometer sondiert und dann mit einer Strich- oder Saugkürette (Novak) von der Vorder- oder Hinterwand des Cavum uteri ein Schleimhautstreifen entnommen, was meist ohne Dilatation gelingt. Auch eine Anästhesie ist in der Regel nicht erforderlich.

Die Biopsie dient in erster Linie der Beurteilung der sekretorischen Transformation des Endometriums, wozu einige Erfahrung notwendig ist. Sie wird zu diesem Zweck vorzugsweise 2–3 Tage vor der erwarteten Menstruation durchgeführt. Zu diesem Zeitpunkt finden sich normalerweise sekretorisch erweiterte Drüsenschläuche von sägeartigem Aussehen mit Schleim und Glykogeneinlagerung, ein ödematöses Stroma und zahlreiche Spiralarterien (Abb. 35). Bei Lutealinsuffizienz sind diese Veränderungen weniger ausgeprägt und entsprechen nicht dem errechneten Zyklustag. Wenn keine Ovulation stattgefunden hat, liegt nur proliferiertes Endometrium mit gestreckten oder leicht geschlängelten Drüsenschläuchen ohne

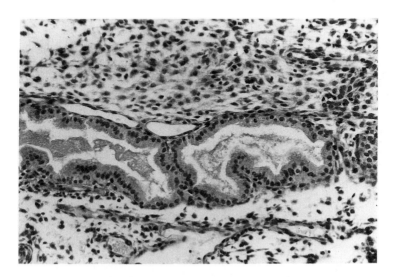

Abb. 35. Endometriumbiopsie: Normale Lutealphase, 10 Tage nach der Ovulation

Glykogeneinlagerung vor (Abb. 36). Bei schwerer ovarieller Insuffizienz und in der Postmenopause ist die Korpusmukosa atrophisch (Abb. 37).

2.2.9 Zytogenetik

Das chromosomale Geschlecht läßt sich auf verhältnismäßig einfache Weise aus Zellabstrichen der Mundschleimhaut oder der Haarwurzeln des Kopfhaares bestimmen. In Zellen des weiblichen Organismus mit einem Kariotyp 46 XX finden sich in über 30% der Kerne randständige Chromatinkörperchen, die beim männlichen Chromosomensatz 46 XY fehlen.

Aussagekräftiger ist allerdings eine umfassende Chromosomenanalyse durch ein Speziallabor, wozu meist Lymphozyten des peripheren Bluts verwendet werden. Auf diese Weise lassen sich numerische und strukturelle Anomalien sicher erkennen (s. Kap. 3.2.2).

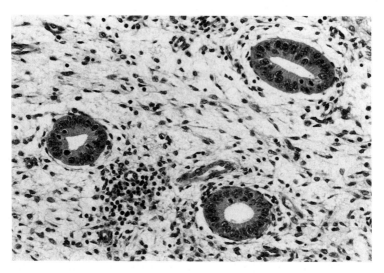

Abb. 36. Endometriumbiopsie: Proliferatives Endometrium bei Anovulation

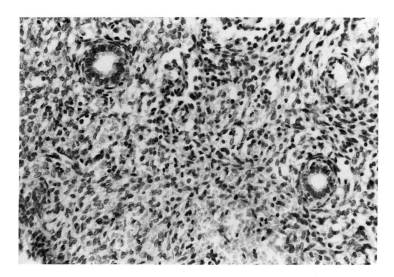

Abb. 37. Endometriumbiopsie: Atrophisches Endometrium bei ausgeprägtem Östrogenmangel

2.3 Apparative Methoden

2.3.1 Sonographie

Ultraschalluntersuchungen haben in der Medizin größte klinische Bedeutung erlangt. Man macht sich bei dieser Methode die Reflexion von Schallwellen mit Frequenzen zwischen 2 und 5 MHz an der Grenze verschiedener Gewebestrukturen zunutze, wobei das Echo auf dem Bildschirm einer Kathodenstrahlröhre visualisiert wird. Zur Funktionsdiagnostik von Uterus und Ovarien wird mit Vorteil ein mit einer Transvaginalsonde ausgerüsteter Sektorscanner eingesetzt.

Von besonderem Interesse ist die Beurteilung der Zahl, Form, Struktur und Größe der Follikel, deren Durchmesser präovulatorisch 18–24 mm beträgt (Abb. 38). Die Untersuchung läßt nicht nur Follikelreifungsstörungen sicher erkennen, sie dient auch der sachgerechten Überwachung hormonaler

48 Untersuchungsmethoden

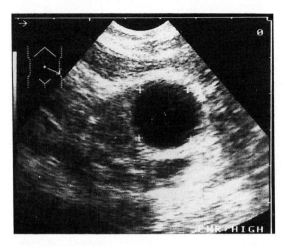

Abb. 38. Vaginalsonographie: Präovulatorischer Follikel

Stimulationsbehandlungen sowie der zeitlichen Optimierung der Ovulationsauslösung (s. Kap. 3.9.4). Charakteristisch sind die Befunde bei polyzystischen Ovarien (Abb. 39) und bei Überstimulationen (Abb. 40); schließlich wird das Verfahren zur transvaginalen Eizellgewinnung verwendet (s. Kap. 3.9.8).
Außer der Follikulometrie spielt auch die Bestimmung der Endometriumdicke eine Rolle (Abb. 41). Periovulatorisch beträgt sie 4–5 mm, bei Messung von Wand zu Wand das Doppelte, d.h. 8–10 mm; bei ungenügender Östrogeneinwirkung, gelegentlich auch nach Einnahme von Antiöstrogenen wie Clomifen, ist sie geringer. Ein wesentlich höherer Aufbau ist außer bei Schwangerschaft (Abb. 42) meist Ausdruck einer einfachen oder atypischen Hyperplasie, auffallend ist dabei die inhomogene Struktur. Selbstverständlich können auch myomatöse Veränderungen und Fehlbildungen des Uterus diagnostiziert werden.

2.3.2 Pertubation

Die Eileiterdurchblasung dient der Durchgängigkeitsprüfung der Tuben mit Hilfe von CO_2. Zur genauen Beurteilung ist eine

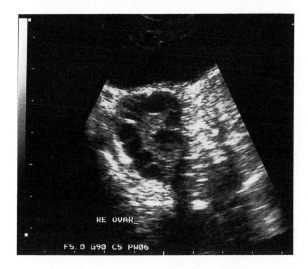

Abb. 39. Vaginalsonographie: Polyzystische Ovarien. Verdickte Kapsel, perlschnurartig angeordnete subkapsuläre kleine Zysten

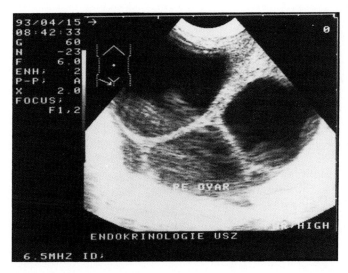

Abb. 40. Vaginalsonographie: Ovarielle Überstimulation nach HMG-Behandlung, multiple große Follikelzysten

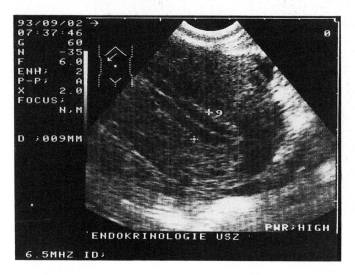

Abb. 41. Vaginalsonographie: Bestimmung der Endometriumdicke

kontinuierliche graphische Aufzeichnung des Drucks erforderlich, wozu in der Regel das von Fikentscher und Semm entwickelte Pertubationsgerät verwendet wird.

Die Untersuchung erfolgt vorzugsweise zwischen dem 7. und 10. Zyklustag. Nach Ausschluß entzündlicher Genitalaffektionen und genauer gynäkologischer Untersuchung wird bei der sedierten Patientin ein Portioadapter mit Pertubationskanüle angelegt. Hierauf wird bei einem Durchflußvolumen von 50–60 ml/min persuffliert, der Druck wird alle 30 s um etwa 50 mm auf maximal 250 mm Hg gesteigert. Zwecks Seitenlokalisation eines Verschlusses wird gleichzeitig rechts und links am Unterbauch auskultiert.

Normale Tuben sind bei einem Druck von 40–100 mm durchgängig, das in den Bauchraum entweichende Gas ergibt eine charakteristische Kurve (Abb. 43a). Erfolgt bei einem Druck von 200 mm Hg kein Durchfluß, so ist ein beidseitiger

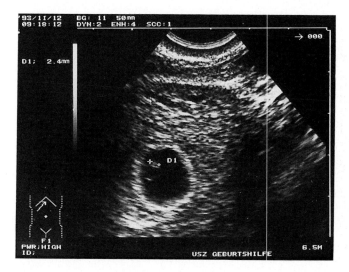

Abb. 42. Vaginalsonographie: Intrauterine Frühschwangerschaft (6. SSW)

Tubenverschluß wahrscheinlich (Abb. 43b). Ein positives Resultat beweist die Durchgängigkeit mindestens eines Eileiters, schließt aber entzündliche Veränderungen der Endosalpinx und peritubäre Adhäsionen keineswegs aus, weshalb die Methode heute stark an Bedeutung eingebüßt hat.

2.3.3 Hysterosalpingographie

Die röntgenologische Darstellung der inneren Genitalorgane mit einem flüssigen Kontrastmittel ist aufwendiger als die Pertubation, erlaubt aber eine wesentlich zuverlässigere Beurteilung der Tuben und ihrer Umgebung sowie des Uteruscavums, zudem läßt sich ein etwaiger Verschluß genau lokalisieren.

Die Hysterosalpingographie sollte wie alle radiologischen Untersuchungen des Beckenraums in der ersten Zyklushälfte vorgenommen werden, womit die versehentliche Irradiation

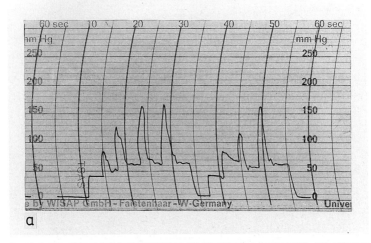

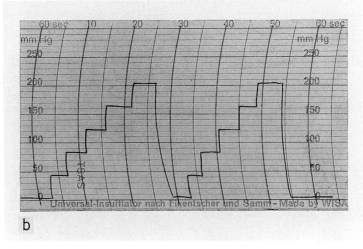

Abb. 43a,b. Pertubation: **a** Normale Druckkurve bei durchgängigen Eileitern. **b** Druckkurve bei beidseitigem Tubenverschluß

einer befruchteten Eizelle ausgeschlossen ist. Der Eingriff kann ohne weiteres ambulant vorgenommen werden, eine Narkose erübrigt sich, dagegen ist ausreichende Sedierung und antibiotische Abschirmung angezeigt. Nach gründlicher Desinfektion der Vagina wird die Portio mittels eines besonderen Bestecks gefaßt und eine Kanüle in den Zervikalkanal eingeführt, alternativ kann auch ein Ballonkatheter verwendet werden. Anschließend werden 5–10 ml eines wasserlöslichen Kontrastmittels (Biligrafin, Vasobrix) unter leichtem Druck injiziert und der Durchfluß unter dem Bildverstärker verfolgt. Zur Dokumentation werden 2–3 Röntgenaufnahmen angefertigt, vorzugsweise bei Austritt des Kontrastmittels aus dem Fibrientrichter und nach dessen Verteilung im Peritonealraum.

Die Methode ist in der Regel recht aussagekräftig (Abb. 44–47). Adhäsive Veränderungen lassen sich allerdings nicht immer mit letzter Sicherheit ausschließen.

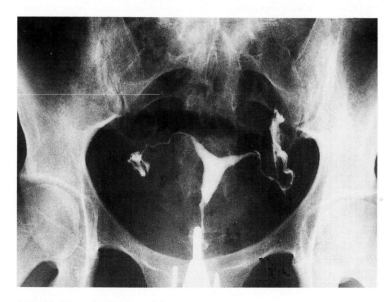

Abb. 44. Normales Hysterosalpingogramm

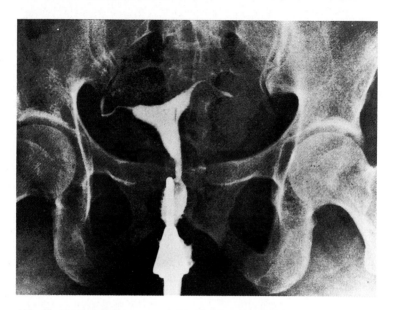

Abb. 45. Hysterosalpingogramm bei beidseitigem isthmischem Tubenverschluß

2.3.4 Laparoskopie

Die Laparoskopie ist die wohl zuverlässigste Methode zur gleichzeitigen Beurteilung von Uterus, Tuben und Ovarien (Abb. 48). Der Eingriff wird in der Regel in Intubationsnarkose vorgenommen. Nach Anlegen eines Pneumoperitoneums mit CO_2 wird zunächst ein Trokar und dann das Laparoskop subumbilikal eingeführt. Nach Anschluß einer Kaltlichtquelle können die inneren Genitalorgane einwandfrei übersehen werden. Durch retrograde **Chromopertubation** mittels steriler Indigokarminlösung, welche von vaginal her in den Uterus injiziert wird, läßt sich gleichzeitig auch die Tubendurchgängigkeit beurteilen (Abb. 49). Anders als mit radiologischen Verfahren sind auch periovarielle und peritubäre adhäsive Veränderungen leicht erkennbar (Abb. 50).

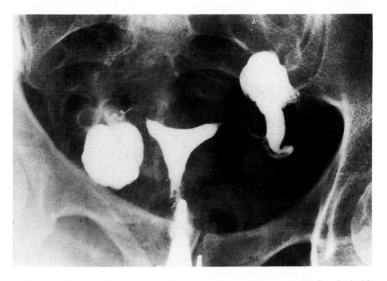

Abb. 46. Hysterosalpingogramm bei ampullärem Tubenverschluß mit beidseitiger Saktosalpinx

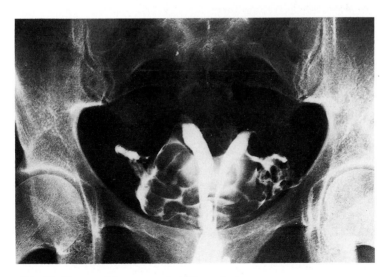

Abb. 47. Hysterosalpingogramm bei Uterus duplex

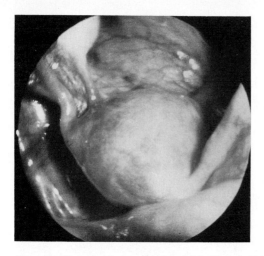

Abb. 48. Normaler Laparoskopiebefund: Uterus, Tubenabgänge und rechtes Ovar

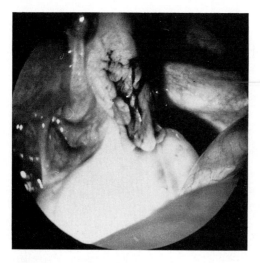

Abb. 49. Laparoskopische Chromopertubation zur Prüfung der Eileiterdurchgängigkeit: Austritt der transzervikal injizierten Blaulösung aus dem Fimbrientrichter

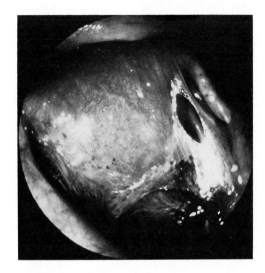

Abb. 50. Laparoskopie: Ausgedehnte peritubäre Adhäsionen

Die Laparoskopie eignet sich nicht nur zur Abklärung mechanisch bedingter Sterilitätsfälle (s. Kap. 3.9.2), sondern auch zur Beurteilung der Gonaden bei Ovarialdysgenesie (s. Kap. 3.2.2) und PCO-Syndrom (s. Kap. 3.5.2) sowie zur Diagnose der Endometriose (s. Kap. 3.6). Weitere wichtige Indikationen sind chronisch entzündliche Adnexprozesse und Genitalmißbildungen, schließlich ist in diesem Zusammenhang auch der intratubare Gametentransfer (GIFT) zu erwähnen (s. Kap. 3.9.7).

2.3.5 Hysteroskopie

Die Hysteroskopie erlaubt die visuelle Beurteilung des Cavum uteri und ist hauptsächlich bei Verdacht auf Fehlbildungen und intrauterine Synechien angezeigt. Das Hysteroskop wird nach lokaler Desinfektion und Dilatation der Zervix über einen Portioadapter in das durch CO_2-Insufflation entfaltete Cavum uteri vorgeschoben. Der Eingriff wird meist in Vollnarkose vorgenommen und erfordert ausreichende Erfahrung.

2.3.6 Sellatomographie

Die Untersuchung der Sella turcica zum Ausschluß eines Hypophysenadenoms, eines suprasellären Tumors oder eines Empty-Sella-Syndroms (s. Kap. 3.2.2, 3.4) ist besonders bei Zyklusstörungen und Galaktorrhö mit wiederholt erhöhten Prolaktinwerten, bei hypogonadotropem Hypogonadismus und bei Akromegalie indiziert.

Die konventionelle seitliche Schädelaufnahme ist weitgehend durch die Computertomographie (Abb. 51) ersetzt worden, noch aussagekräftiger ist allerdings die Kernspintomographie (Magnetresonanz), mit welcher sich auch sehr kleine Adenome mit hoher Sicherheit nachweisen lassen (Abb. 52).

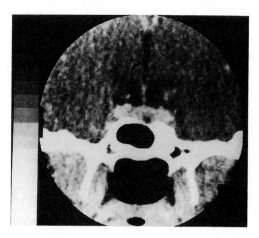

Abb. 51. Computertomogramm der Sella: Prolaktinom mit Ausbuchtung und Verdünnung des Sellabodens

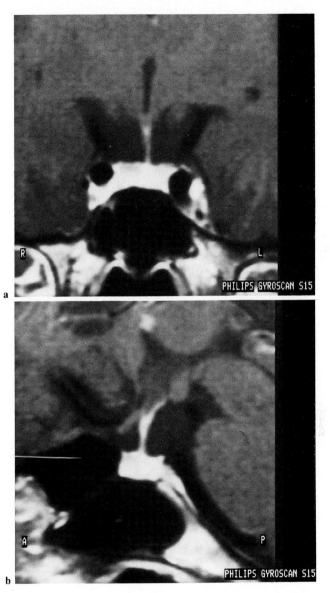

Abb. 52a,b. Kernspintomographie (MRI) der Sella ap (**a**) und seitlich (**b**): Mikroprolaktinom (gadoliniumverstärkt)

2.4 Hormonanalysen

2.4.1 Methodik

Die früher verbreiteten biologischen Tests sind heute zugunsten der hochempfindlichen und spezifischen radioimmunologischen und enzymimmunologischen Methoden verlassen worden. Die Bestimmungen erfolgen fast ausnahmslos im Serum, womit die komplizierte, oft sehr unzulängliche Sammlung von Urin durch die Patientin entfällt.

Vereinfacht dargestellt beruht der Radioimmunoassay (RIA) auf einer kompetitiven Bindung des im Serum vorhandenen, und einer bestimmten Menge des gleichen, mit ^{125}I oder ^{3}H markierten Hormons an einen spezifischen, vorzugsweise monoklonalen Antikörper (Abb. 53). Je höher die Konzentration in der Probe ist, desto weniger markiertes

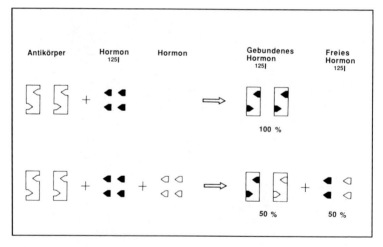

Abb. 53. Prinzip der radioimmunologischen Bestimmung von Proteo- und Steroidhormonen. *Oben* Kein bestimmbares Hormon in der Probe → alles zugesetzte ^{125}I-markierte Hormon gebunden. *Unten* Bestimmbares Hormon in der Probe → ^{125}I-markiertes Hormon nur partiell gebunden

Hormon kann durch den Antikörper gebunden werden. Nach Auftrennung des freien und des gebundenen Anteils mittels chemischer, physikalischer oder immunologischer Methoden und Zählung der Radioaktivität in einem Gammaspektrometer (Abb. 54) bzw. Flüssigkeitsszintillationszähler läßt sich der unbekannte Wert anhand einer Standardkurve ermitteln.

Anstelle radioaktiver Markierungen können Antigene oder Antikörper an ein Enzym gekoppelt werden, Endpunkt ist in diesem Fall die nach Zugabe eines Substrats spektrophotometrisch bestimmte enzymatische Aktivität. Dieses Verfahren wird als Enzymimmunoassay (EIA) bezeichnet. Weitere Alternativen sind der Fluoreszenz- und der Luminiszenzimmunoassay, bei welchen Antigen oder Antikörper mit fluoreszierenden bzw. luminiszierenden Verbindungen markiert werden. Methodische Einzelheiten der zahlreichen Modifikationen finden sich in der Spezialliteratur.

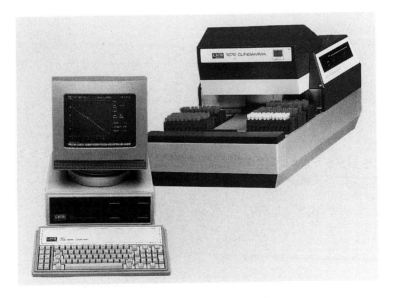

Abb. 54. Modernes Gammaspektrometer

Für Routinezwecke werden heute fast ausschließlich käufliche Bestecke (Kits) eingesetzt, die alle benötigten Reagenzien enthalten. Nach wie vor ist eine kostspielige apparative Ausrüstung notwendig, so daß sich Hormonanalysen nur bei großem Umsatz kostengünstig durchführen lassen.

Die Angabe der Werte erfolgt je nach Labor entweder in Gewichtseinheiten, also pg, ng und µg/ml, oder in SI-Einheiten wie pmol, nmol und µmol/l. Bei Proteohormonen mit unbekanntem Molekulargewicht werden weiterhin auf internationale Referenzpräparate bezogene Einheiten verwendet, d.h. mIE/ml oder IE/l. Aufgrund der sehr unterschiedlichen Methoden lassen sich Ergebnisse verschiedener Laboratorien nur bedingt vergleichen, dasselbe gilt auch für die Normal- oder Referenzbereiche.

Bei der Interpretation der Resultate sollte berücksichtigt werden, daß Hormonwerte im Serum wegen pulsatiler oder diurnaler Schwankungen eine große Variabilität aufweisen. Steroid- und Schilddrüsenhormone werden zudem teilweise an spezifische Serumproteine gebunden, so daß die in der Regel bestimmten Gesamtaktivitäten wenig über die Bioverfügbarkeit aussagen (s. Kap. 1.2.2). Dieser Nachteil läßt sich durch Messung der freien Hormone vermeiden, ist jedoch- von wenigen Ausnahmen abgesehen- aufwendiger und schwieriger.

2.4.2 Hypophysäre Gonadotropine

Den hypophysären Gonadotropinen kommt in der endokrinologischen Diagnostik besondere Bedeutung zu. Ihre Bestimmung erlaubt die namentlich bei Amenorrhö prognostisch und therapeutisch wichtige Einteilung in hypo-, normo- und hypergonadotrope Formen (s. Kap. 3.2.1). Niedrige Werte lassen auf eine hypothalamisch-hypophysäre Insuffizienz schließen, normale finden sich bei leichten zentralen Regulationsstörungen, stark erhöhte Titer sprechen für gonadales Versagen.

In der Regel werden beide Gonadotropine, das FSH und das LH, gleichzeitig gemessen. Bei fertilen Frauen liegen die Werte zwischen 2 und 10 mIE/ml (IE/l), die präovulatorische

LH-Spitze kann jedoch 50 mIE/ml (IE/l) und mehr erreichen (Abb. 55). In der Postmenopause und nach Ovarektomie steigen die FSH-Werte stark, die LH-Werte mäßig an und betragen dann 20–100 bzw. 20–50 mIE/ml (IE/l) (Tabelle 2). Das Verhältnis der beiden Hormone ist ebenfalls von Interesse, indem der LH/FSH-Quotient nach Ausfall der Ovarialfunktion

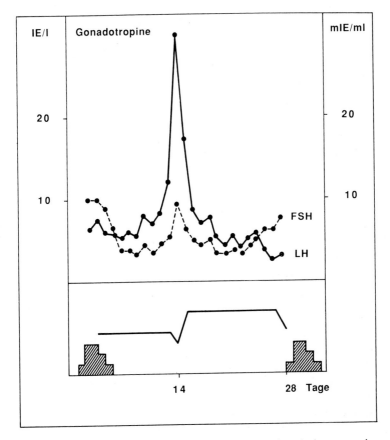

Abb. 55. Gonadotropinwerte (FSH, LH) im Serum während eines normalen Zyklus

Tabelle 2. Normalwerte von FSH und LH im Serum

	Fertile Frauen		Postmenopause
	Proliferations- und Lutealphase	Periovulatorisch	
FSH	2–10 mIE/ml (IE/l)	bis 20 mIE/ml (IE/l)	20–100 mIE/ml (IE/l)
LH	2–10 mIE/ml (IE/l)	bis 100 mIE/ml (IEI/l)	20–50 mIE/ml (IE/l)

Tabelle 3. Normalwerte von Prolaktin im Serum

Prolaktin	2–20 ng/ml (µg/l)
	130–650 µIE/ml (mIE/l)

unter 0,5 absinkt, beim PCO-Syndrom (s. S. 130) dagegen deutlich ansteigt.

2.4.3 Prolaktin

Die Prolaktinbestimmung ist bei allen Fällen von Oligo- und Amenorrhö indiziert, v.a. wenn gleichzeitig eine Galaktorrhö besteht; sie kann aber auch bei anderen Zyklusstörungen weiterhelfen.

Der Normbereich beträgt für alle Altersgruppen 4–20 ng/ml (µg/l) (Tabelle 3). Zu beachten ist, daß viele Medikamente, besonders Psychopharmaka, aber auch eine unmittelbar vorangehende Untersuchung der Brüste zu erhöhten Werten führen können. Über 50 ng/ml (µg/l) ist immer an ein Prolaktinom zu denken, in solchen Fällen sollte eine neuroradiologische Abklärung durchgeführt werden.

2.4.4 Östrogene

Die Östrogene spielen in diagnostischer Hinsicht eine geringere Rolle als die Gonadotropine, da sich ein ausgeprägtes Defizit meist auch klinisch erkennen läßt. Ihre Bestimmung ist dagegen zur Überwachung von Stimulationsbehandlungen unentbehrlich (s. Kap. 3.9.4).

Außerhalb der Gravidität wird in erster Linie Östradiol-17ß gemessen. Die Werte sind bei fertilen Frauen zyklusabhängig, sie betragen in der Proliferationsphase 50–200 pg/ml (200–800 pmol/l), das präovulatorische Maximum kann bis 500 pg/ml (2000 pmol/l) erreichen. In der Lutealphase tritt meistens eine zweite, etwas niedrigere Spitze auf (Abb. 56). Nach der Menopause sinken die Östradiolspiegel in der Regel unter 10 pg/ml (40 pmol/l) (Tabelle 4) ab.

2.4.5 Progesteron

Die Bestimmung von Progesteron dient in erster Linie dem Nachweis der Ovulation und der Beurteilung der Gelbkörperfunktion. Die Normalwerte betragen in der Proliferationsphase 0,2–1,0 ng/ml (0,6–3 nmol/l), das luteale Maximum am 6. bis 10. postovulatorischen Tag erreicht 6–30 ng/ml (20–90 nmol/l) (Tabelle 5, Abb. 57). Niedrigere Werte in der zweiten Zyklushälfte sprechen für Lutealinsuffizienz (s. Kap. 3.9.5), ein völlig fehlender Anstieg für Anovulation. Erhöhte Werte in der Proliferationsphase lassen an eine vorzeitige Luteinisierung denken, der besonders bei Sterilitätsfällen einige Bedeutung zukommt (s. Kap. 3.9.2).

2.4.6 Androgene

Die Bestimmung männlicher Sexualsteroide spielt bei der Abklärung von Androgenisierungserscheinungen der Frau, v.a. bei Hirsutismus und Virilisierung, eine wichtige Rolle. Als Screeningmethode genügt Testosteron, bei erhöhten Werten

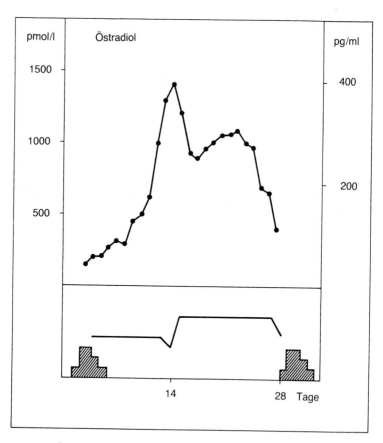

Abb. 56. Östradiolwerte im Serum während eines normalen Zyklus

empfiehlt sich zudem die Messung von Androstendion und Dehydroepiandrosteron oder dessen Sulfat (DHEA, DHEA-S). Weitere, wissenschaftlich interessante Metaboliten sind Dihydrotestosteron und Androstandiolglukuronid, denen bisher jedoch wenig praktische Bedeutung zukommt.

Falls sämtliche Resultate normal sind, spricht dies für eine periphere Androgenisierung (s. Kap. 3.5.1). Erhöhte

Tabelle 4. Normalwerte von Östrogenen im Serum (Umrechnungsfaktor: 1 pg/ml = 3,7 pmol/l)

	Fertile Frauen			Postmenopause
	Proliferations-phase	Peri-ovulatorisch	Luteal-phase	
Östradiol	50–200 pg/ml	bis 500 pg/ml	50–200 pg/ml	5–20 pg/ml
	200–800 pmol/l	bis 2000 pmol/l	200–800 pmol/l	20–80 pmol/l

Tabelle 5. Normalwerte von Progesteron im Serum (Umrechnungsfaktor: 1 ng/ml = 3,2 nmol/l)

	Frauen	
	Proliferations-phase	Lutealphase
Progesteron	0,2–1,0 ng/ml	8–32 ng/ml
	0,6–3,0 nmol/l	25–100 nmol/l

Testosteron- und Androstendionspiegel finden sich v.a. bei ovarieller Androgenisierung, insbesondere beim PCO-Syndrom, während mehr oder weniger selektiv erhöhte DHEA- oder DHEA-S-Werte oft Ausdruck einer adrenalen Störung, beispielsweise einer Hyperplasie oder eines Adenoms der Nebennierenrinde, sind (s. Kap. 3.5.2). Stark erhöhte Testosteronwerte finden sich bei testikulärer Feminisierung (s. Kap. 3.5.3), aber auch bei Androblastomen und Nebennierenrindentumoren. In allen diesen Fällen ist eine weitergehende Abklärung unumgänglich.

Die Normalwerte von Testosteron betragen bei der Frau 0,1–0,8 ng/ml (0,3–2,8 nmol/l). Die Bestimmung sollte in der

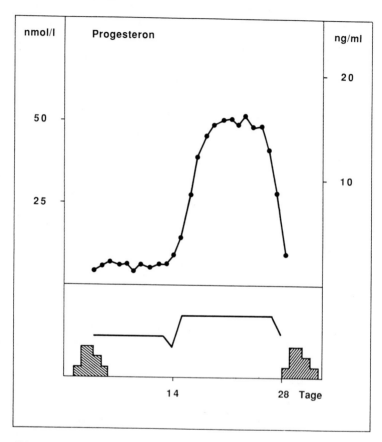

Abb. 57. Progesteronwerte im Serum während eines normalen Zyklus

frühen Proliferationsphase erfolgen, da dann die manchmal beträchtlichen Tagesschwankungen am geringsten sind. Für Androstendion ist der Referenzbereich 0,9–2,9 ng/ml (3–10 nmol/l), für DHEA 3,5–8,0 ng/ml (12–28 nmol/l), für DHEA-S 0,7–3,7 µg/ml (2–10 µmol/l) (Tabelle 6).

Tabelle 6. Normalwerte von Androgenen bei Frauen (Serum) (Umrechnungsfaktoren: Testosteron 1 ng/ml = 3,5 nmol/l; Androstendion 1 ng/ml = 3,5 nmol/l; Dehydroepiandrosteronsulfat 1 µg/ml = 2,72 µmol/l)

Testosteron	0,1–0,8 ng/ml
	0,3–2,8 nmol/l
Androstendion	0,8–3,0 ng/ml
	3–10 nmol/l
Dehydroepiandrosteronsulfat (DHEA-S)	0,7–3,7 µg/ml
	2–10 µmol/l

Tabelle 7. Normalwerte wichtiger Parameter zur Beurteilung der Nebennierenrindenfunktion (Serum) (Umrechnungsfaktoren: 17α-Hydroxyprogesteron 1 ng/ml = 3,0 nmol/l; Cortisol 1 ng/ml = 2,76 nmol/l)

	Proliferationsphase	Lutealphase
17α-Hydroxyprogesteron	0,2–1 ng/ml	0,5–3,5 ng/ml
	0,6–3 nmol/l	1,5–10,5 nmol/l
Cortisol (morgens)	70–250 ng/ml	
	200–700 nmol/l	

2.4.7 17α-Hydroxyprogesteron

Das 17α-Hydroxyprogesteron ist der wichtigste Parameter zur Erkennung eines kongenitalen oder erworbenen adrenogenitalen Syndroms (s. Kap. 3.5.2). Da es unter physiologischen Bedingungen zu einem Anstieg in der 2. Zyklushälfte kommt, sollte die Blutentnahme in der frühen Proliferationsphase erfolgen, wegen des ausgeprägten Tagesrhythmus möglichst vormittags zwischen 8.00 und 10.00 Uhr.

Die Normalwerte betragen in der Proliferationsphase 0,2–1,0 ng/ml (0,6–3,0 nmol/l), in der Lutealphase steigen sie auf 0,5–3,5 ng/ml (1,5–10,5 nmol/l) an. Beim Neugeborenen liegen sie zwischen 2,0 und 8,0 ng/ml (6,0–24,0 nmol/) (Tabelle 7).

2.4.8 Cortisol

Cortisol wird v.a. bei vermuteter adrenaler Dysfunktion, wie Cushing-Syndrom oder Morbus Addison, bestimmt, die Blutentnahme sollte ebenfalls morgens nüchtern zwischen 8.00 und 10.00 Uhr vorgenommen werden. In besonderen Fällen kann auch ein Tagesprofil von Interesse sein.
Die Normalwerte betragen 50–250 ng/ml bzw. 140–700 nmol/l (Tabelle 7).

2.4.9 Schilddrüsenhormone

Über-, besonders aber Unterfunktion der Schilddrüse kann zu Zyklusstörungen oder Sterilität führen, weshalb die Bestimmung von Thyroxin (T4), Trijodthyronin (T3) und thyreotropem Hormon (TSH) in solchen Fällen unerläßlich ist.

Schilddrüsenhormone werden zum größten Teil an spezifische Transportproteine, v.a. an thyroxinbindendes Globulin (TBG) gebunden, dessen Serumspiegel durch Ovulationshemmer, Schwangerschaft und Leberfunktionsstörungen beeinflußt werden. Gesamtaktivitäten sind deshalb gerade in der Frauenheilkunde schwer interpretierbar, weshalb die Testung des freien Thyroxins (fT4), und des freien Trijodthyronins (fT3) vorzuziehen ist. TSH ist ein außerordentlich sensitiver Parameter zur Früherkennung einer latenten Hypothyreose und sollte deshalb immer miterfaßt werden.

Die Normalwerte von T4 betragen 50–140 ng/ml (65–180 nmol/l), diejenigen von T3 0,8–2,0 ng/ml. Der Referenzbereich für fT4 ist 8–19 pg/ml (10–25 pmol/l), derjenige für fT3 2–6 pg/ml (3–9 pmol/l). Die TSH-Spiegel bewegen sich zwischen 0,1 und 3 µE/ml (mE/l) (Tabelle 8).

Bei pathologischen Ergebnissen, insbesondere bei Verdacht auf Hypothyreose, kann zur Differenzierung ein TRH-Test (s. Kap. 2.5.4) durchgeführt werden. Je nach klinischem Befund sind weitere Abklärungen, wie Schilddrüsenszintigraphie,

Tabelle 8. Normalwerte wichtiger Schilddrüsenparameter im Serum (Umrechnungsfaktoren: T3 1 ng/ml = 1,57 nmol/l; FT3 1 pg/ml = 1,57 pmol/l; T4 1 ng/ml = 1,31 nmol/l; FT4 1 pg/ml = 1,31 pmol/l)

T3	(Trijodthyronin)	0,8–2,0 ng/ml 1,3–3,2 nmol/l
FT3	(Freies Trijodthyronin)	2–6 pg/ml 3–9 pmol/l
T4	(Gesamtthyroxin)	50–140 ng/ml 65–180 nmol/l
FT4	(Freies Thyroxin)	8–19 pg/ml 10–25 pmol/l
TSH	(Thyreotropin)	1–3 µE/ml mE/l

Zytodiagnostik oder Radiojodstudien angezeigt, welche selbstverständlich in die Hand des Spezialisten gehören.

2.5 Funktionstests

Anders als bei der Bestimmung von Einzelwerten wird bei Funktionstests die Reaktivität eines endokrinen Systems auf ein übergeordnetes Hormon oder einen Hormonantagonisten geprüft. Dynamische Methoden sind meist aussagekräftiger, mit wenigen Ausnahmen aber auch aufwendiger.

2.5.1 Gestagentest

Der Gestagentest ist der für die Praxis wichtigste Funktionstest zur Abklärung und Klassifizierung von Amenorrhöen. Er ist einfach, kostengünstig und überall durchführbar. Das Prinzip besteht in der sekretorischen Umwandlung des unter endogener Östrogeneinwirkung proliferierten Endometriums durch ein

Gestagen, wobei es in der Regel 2–4 Tage nach dessen Entzug zur Abbruchblutung kommt. Aus praktischen Gründen wird der Test am besten mit einem peroral wirksamen synthetischen Gestagen durchgeführt, beispielsweise mit 10 mg Medroxyprogesteronacetat (Clinofem, Prodafem, Farlutal) während 10 Tagen (Abb. 58). An dessen Stelle können auch andere Präparate, wie etwa 10 mg Medrogeston (Prothil, Colpro), 10 mg Norethisteronacetat (Primolut Nor) oder 10 mg Lynestrenol (Orgametril) über den gleichen Zeitraum gegeben werden.

Bei positivem Ausfall, d.h. bei Eintritt einer Blutung, darf angenommen werden, daß proliferiertes Endometrium vorlag und die basale Östrogensekretion ausreichend ist. Dies wiederum ist nur bei funktionstüchtigen Ovarien und intakten Steuerungszentren möglich. Ein negativer Test spricht für eine ausgeprägte Ovarialinsuffizienz, also eine hypo- oder hypergonadotrope Amenorrhö oder aber für eine uterine Störung mit stark geschädigter oder völlig fehlender Gebärmutterschleimhaut (s. Kap. 3.2.1). Auch bei einer Frühschwangerschaft, die selbstverständlich vor einer solchen Abklärung ausgeschlossen werden sollte, unterbleibt die Entzugsblutung infolge der hohen endogenen Östrogen- und Progesteronspiegel.

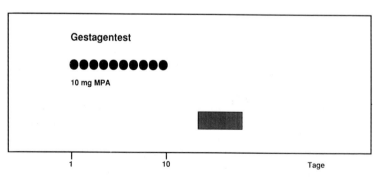

Abb. 58. Schema des Gestagentests

2.5.2 Östrogentest

Bei negativem Ausfall des Gestagentests kann zur weiteren diagnostischen Differenzierung ein Östrogentest hilfreich sein. Dazu werden oral wirksame Östrogene, beispielsweise 0,06 mg Ethinylestradiol (Progynon C), täglich während 20 Tagen verabfolgt, in den letzten 10 Einnahmetagen ergänzt durch ein orales Gestagen, beispielsweise 10 mg Medroxyprogesteronacetat (Clinofem, Farlutal, Prodafem) (Abb. 59). Der Einfachheit halber kann an Stelle dieses Schemas auch ein hochdosierter zweiphasischer Ovulationshemmer wie Ovanon oder Oviol verwendet werden.

Kommt es anschließend zur Entzugsblutung, dann beweist dies das Vorliegen von reaktivem Endometrium, während ein negatives Testergebnis bei ausgeschlossener Schwangerschaft für eine uterine Amenorrhö spricht.

2.5.3 GnRH-Test

Die gonadotrope Reservekapazität des Hypophysenvorderlappens läßt sich durch Verabfolgung des übergeordneten Releasinghormons (GnRH, LHRH) überprüfen. In der Regel werden bei der Frau 25 µg synthetisches GnRH (Relefact,

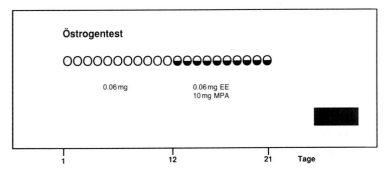

Abb. 59. Schema des Östrogentests

Relisorm) intravenös injiziert und unmittelbar vorher sowie 30 min danach Blut zur Bestimmung von LH und FSH entnommen (Abb. 60).

Bei ausreichender basaler Funktion des Hypophysenvorderlappens steigen die LH-Werte auf das mindestens 4fache, die FSH-Werte auf das mindestens Doppelte des Ausgangswerts an.

Der Test läßt eine Differenzierung zwischen hypothalamischen und hypophysären Störungen zu. Er hat v.a. in prognostischer Hinsicht einige Bedeutung, so etwa bei Pubertas tarda, im weiteren kann er auch zur Festlegung der Dosierung bei pulsatiler GnRH-Therapie dienlich sein (s. Kap. 3.9.4). Insgesamt hat er jedoch als diagnostisches Verfahren in der Gynäkologie an Bedeutung verloren.

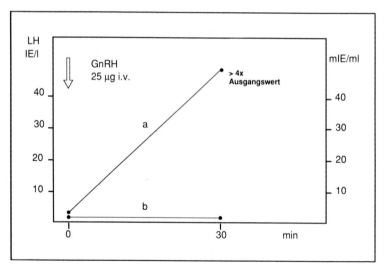

Abb. 60. GnRH-Test mit 25 µg GnRH i.v. bei guter (*a*) und bei fehlender (*b*) hypophysärer Reaktion

2.5.4 TRH-Test

Das Thyreotropinreleasinghormon (TRH) setzt unter physiologischen Bedingungen nicht nur das ihm nachgeordnete thyreotrope Hormon (TSH), sondern auch Prolaktin frei, so daß mit diesem Test beide Funktionen gleichzeitig überprüft werden können. TRH (TRH "Roche") wird vorzugsweise in der frühen Proliferationsphase nach einem leichten Frühstück in einer Dosierung von 200 µg intravenös injiziert, vorher und 30 min danach wird Blut zur Bestimmung von TSH, T3, T4 und Prolaktin entnommen (Abb. 61).

Im Normalfall steigen die Serumspiegel von TSH auf mindestens das 3- bis 4fache, diejenigen von Prolaktin auf mindestens das Doppelte des Ausgangswerts an. Ein Anstieg des TSH um weniger als 2 µE/ml (mE/l) findet sich bei Hyperthyreose, ein solcher von über 20 µE/ml (mE/l) spricht selbst bei unauffälligen Basalwerten für eine Hypothyreose. Ein ver-

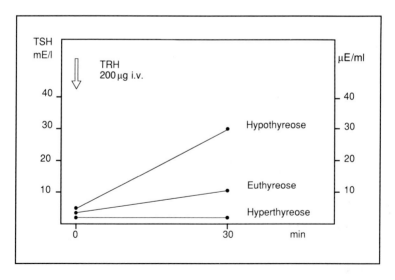

Abb. 61. TRH-Test mit 200 µg TRH i.v. bei normaler und pathologischer Schilddrüsenfunktion

stärkter Anstieg des Prolaktins bei normalen Ausgangswerten weist auf eine latente Hyperprolaktinämie hin. Dem TRH-Test kommt in der Abklärung von Schilddrüsenerkrankungen eine erhebliche Bedeutung zu, in der Frauenheilkunde ist die Bestimmung des basalen TSH zur Erkennung einer Hypothyreose allerdings meist ausreichend. Die Aussagekraft bei Prolaktinfunktionsstörungen ist derjenigen des in ähnlicher Weise durchgeführten Metoclopramidtests (Gastrosil, Paspertin) unterlegen, der in der Klinik jedoch ebenfalls nur beschränkte Bedeutung erlangt hat.

2.5.5 Dexamethason-Hemmtest

Die für praktische Belange wichtigste Methode zur Beurteilung der Nebennierenrindenfunktion ist der ambulante Dexamethason-Suppressionstest. Er beruht auf der Hemmung der hypophysären ACTH-Sekretion und der davon abhängigen Nebennierenrindenhormone durch ein synthetisches Glukokortikoid.

Der Test ist einfach durchzuführen. Zunächst wird morgens um 8.00 Uhr nüchtern Blut zur Bestimmung von Cortisol entnommen, um 23.00 Uhr erhält die Patientin 2 mg Dexamethason (Millicorten, Decadron) peroral, am folgenden Morgen, wiederum um 8.00 Uhr, erfolgt die 2. Blutentnahme (Abb. 62). Unter normalen Bedingungen sinkt das Cortisol um mehr als 50% auf Werte unter 70 ng/ml (200 nmol/l) ab. Bei geringerer oder gänzlich fehlender Reaktion muß an einen autonomen Prozeß im Sinne eines Nebennierenrindentumors gedacht werden.

Differenziertere Resultate, v.a. bei vermuteter adrenaler Androgenisierung, lassen sich durch längerdauernde Verabfolgung von Dexamethason und wiederholte Bestimmung der Kortikosteroide und der Androgene erzielen. Wegen des großen Aufwandes sind solche Verfahren einem spezialisierten Zentrum vorbehalten.

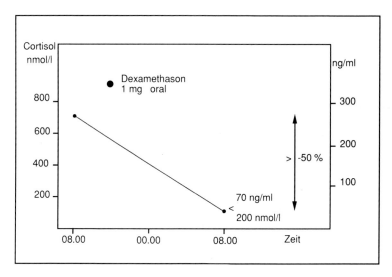

Abb. 62. Dexamethason-Suppressionstest (Kurzmodifikation)

2.5.6 ACTH-Test

Die Bestimmung von adrenokortikotropem Hormon (ACTH) gehört ähnlich wie der Dexamethason-Hemmtest zu den wichtigsten Funktionsprüfungen der Nebennierenrinde. Für die übliche Fragestellung genügt eine Kurzmodifikation, bei welcher der Patientin morgens 0,25 mg synthetisches ACTH (Synacthen) intravenös injiziert werden. Unmittelbar davor und 30 min danach wird Blut zur Bestimmung von Cortisol entnommen, das bei normaler Nebennierenrindenfunktion um mindestens 70 ng/ml (200 nmol/l) auf über 180 ng/ml (500 nmol/l) ansteigt (Abb. 63). Eine ungenügende Antwort spricht für eine primäre oder sekundäre Insuffizienz der Nebennierenrinde, eine überschießende Reaktion für eine Hyperplasie im Sinne eines Cushing-Syndroms. In modifizierter Form eignet sich der Test auch zur Abklärung eines spätmanifesten adrenogenitalen Syndroms (s. Kap. 3.5.2), bei welchem es unter Stimulation zu

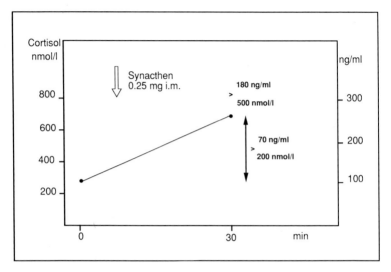

Abb. 63. ACTH-Kurztest mit 0.25 mg Synacthen i.v.

einem sehr ausgeprägten Anstieg des 17α-Hydroxyprogesterons kommt.

2.5.7 Weitere Funktionstests

Im Laufe der Zeit sind zahlreiche weitere hormonale Funktionstests vorgeschlagen worden, die jedoch in der Gynäkologie von untergeordnetem Interesse sind oder stark an klinischer Relevanz eingebüßt haben. Dazu gehören der **Clomifentest** zur Überprüfung der hypothalamischen Steuerung, der **Gonadotropintest** zur Beurteilung der ovariellen Ansprechbarkeit, der **Metopirontest** zur Untersuchung der adrenokortikotropen Funktion des Hypophysenvorderlappens und der bereits erwähnte **Metoclopramidtest** zur Erkennung latenter Störungen der Prolaktinsekretion.

Wegen der sehr beschränkten Indikation, des Aufwands und der Kosten sowie des vergleichsweise geringen diagnostischen Nutzens wird in diesem Zusammenhang nicht näher darauf eingegangen.

2.6 Andrologische Diagnostik

2.6.1 Spermiogramm

Wegen der Häufigkeit männlicher Fertilitätsstörungen und dem vergleichsweise geringen Aufwand gehört das Spermiogramm zu den wichtigsten Untersuchungen bei Kinderlosigkeit.

Der Samen wird nach mindestens 3tägiger Abstinenz durch Masturbation gewonnen, er sollte bei der Untersuchung höchstens 2 h alt sein. Wesentlich sind Menge, Zahl der Spermien sowie Motilität und Morphologie (Tabelle 9). Dementsprechend wird vorerst das Volumen des Ejakulates gemessen und dann das Nativpräparat hinsichtlich Bewegungsqualität und Agglutination der Spermien sowie Leukozytengehalt beurteilt, woraus sich Hinweise auf immunologische Probleme oder auf Entzündungen der akzessorischen Geschlechtsdrüsen ergeben können.

Sodann wird das Ejakulat in einer Leukozytenpipette mit 3%iger Kochsalzlösung, welche die Spermien immobilisiert, bzw. mit physiologischer Kochsalzlösung 1:20 verdünnt und separat in je eine Zählkammer eines Hämatozytometers

Tabelle 9. Normales Spermiogramm

Menge	⩾2 ml
pH	7,2–8,0
Spermienzahl	20–200 Mio/ml
Beweglichkeit	⩾50% progressiv
(progressiv nach 2 h)	⩾25% schnell progressiv
Morphologie	⩾30% normale Formen
Fruktose	⩾13 µmol/Ejak.
Zink	⩾2,4 µmol/Ejak.
MAR-Test	<10%
(% Spermatozoen mit gebundenen Partikeln)	

gebracht. Die erste Zählung ergibt die Gesamtzahl, die zweite berücksichtigt nur die unbeweglichen Spermien, aus der Differenz errechnet sich der Anteil der beweglichen Spermien. Mit etwas Übung kann die Motilität auch im Nativpräparat abgeschätzt werden, wozu wenigstens 5–10 mikroskopische Gesichtsfelder ausgezählt werden. Besonders aussagekräftig ist die computergestützte Bildanalyse, die derzeit erhältlichen Geräte sind aber ihres hohen Preises wegen nicht für Routinezwecke geeignet. Die Beurteilung der Morphologie erfolgt lichtmikroskopisch anhand eines mit Methylenblau, besser jedoch nach Papanicolaou gefärbten Ausstrichs. Typische normale und pathologische Befunde sind in Abb. 64 und 65 dargestellt.

Da die Ergebnisse beim selben Mann stark variieren können, ist in manchen Fällen eine wiederholte Untersuchung notwendig, bevor eine definitive Diagnose gestellt werden darf.

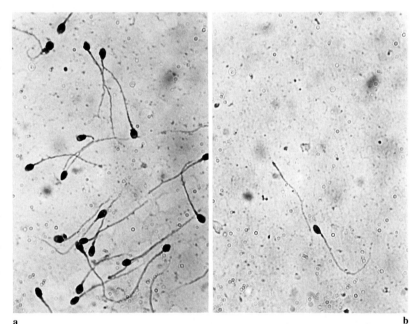

Abb. 64a,b. Spermiogramm: Normozoospermie (a) und OAT-Syndrom (b)

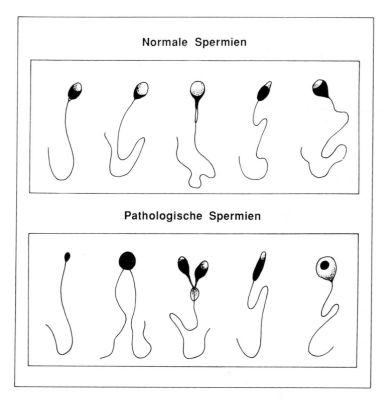

Abb. 65. Normale und pathologische Spermien

2.6.2 Biochemische und immunologische Spermaanalysen

In spezialisierten Laboratorien läßt sich eine ganze Reihe weiterer andrologischer Parameter untersuchen, die v.a. für den Reproduktionsmediziner von Bedeutung sind. Dazu gehören die im Seminalplasma bestimmte **Fruktose**, welche bei einer meist durch Androgenmangel bedingten Bläscheninsuffizienz erniedrigt ist, das **Karnitin** und die α-**Glukosidase**, die beide im Nebenhoden gebildet werden und die bei peripheren Verschlüssen stark absinken, das **Akrosin**, das im Akrosom der Spermatozoen lokalisierte, für das Penetrationsvermögen der Spermien entscheidende Enzym und der **Eosintest**, welcher eine Differenzierung zwischen vitalen und membrangeschädigten Spermien erlaubt.

Zur erweiterten funktionellen Diagnostik, insbesondere bei negativem Postkoitaltest (s. Kap. 3.6.2), eignen sich Penetrationstests, bei welchen das Eindringen von Spermien in menschlichen (**Kurzrok-Miller-Test**, **Kremer-Test**) oder in bovinen Zervikalschleim (**Penetrak**) in vitro geprüft wird. Bei Verdacht auf immunologisch bedingte Sterilität können spermatozoengebundene Antikörper der IgG-Klasse mittels des **MAR-Tests** erfaßt werden, zum Nachweis von Serumantikörpern werden spezifische Enzymimmunoassays verwendet. Vor intrauterinen Inseminationen, intratubarem Gametentransfer (GIFT) und In-vitro-Fertilisation (IVF) empfiehlt sich zusätzlich eine probatorische Spermienaufbereitung (Tabelle 18).

2.6.3 Andere Untersuchungsmethoden

Eine hormonale Abklärung ist v.a. bei Verdacht auf eine testikuläre Insuffizienz angezeigt. Neben Testosteron sollten zur Differenzierung zwischen hypo- und hypergonadotropem Hypogonadismus auch FSH und LH sowie Prolaktin bestimmt werden.

Dem Spezialisten vorbehalten sind radiologische und sonographische Methoden, wie die Vasovesikulographie zur Darstellung der Samenleiter und der Bläschendrüsen, die Phlebographie der V. spermatica bei Varikozele und die Hodenbiopsie, die insbesondere bei Azoospermie indiziert ist. Das histologische Bild gibt zuverlässig Auskunft darüber, ob eine Störung der Spermatogenese oder ein Verschluß der Samenwege vorliegt.

3 Diagnostik und Therapie wichtiger Störungen

3.1 Zyklus- und Menstruationsanomalien

Zyklusstörungen können nach ganz verschiedenen Gesichtspunkten eingeteilt werden. Nach der Pathogenese lassen sich dysfunktionelle und organisch bedingte Menstruationsanomalien, nach der klinischen Symptomatik Rhythmus- oder Tempo- und Typusanomalien sowie azyklische Blutungen unterscheiden. Die wichtigsten Definitionen sind in Tabelle 10 zusammengefaßt.

3.1.1 Tempoanomalien (Abb. 66)

Unter Tempoanomalien versteht man Abweichungen vom normalen Blutungsrhythmus, d.h. zu häufig oder zu selten eintretende Menstruationen. Die normale Zykluslänge bei Eumenorrhö beträgt nach der heute allgemein üblichen Definition 25–35 Tage, bei kürzeren Intervallen spricht man von Polymenorrhö, bei längeren von Oligomenorrhö.

Polymenorrhö

Definition. Als Polymenorrhö werden Menstruationsblutungen bezeichnet, die sich in Abständen von weniger als 25 Tagen folgen.

Tabelle 10. Definition und Pathogenese von Menstruationsstörungen

	Bezeichnung	Definition	Pathogenese
Rhythmus- oder Tempostörungen	Polymenorrhö	Verkürzter Zyklus (<25 Tage)	Dysfunktionell
	Oligomenorrhö	Verlängerter Zyklus (>35 Tage)	Dysfunktionell
	Amenorrhö	Fehlen des menstruellen Zyklus (>90 Tage)	Dysfunktionell Organisch Schwangerschaft
Typusstörungen	Hypomenorrhö	Schwache, oft auch kurze Menstruation (<25 ml)	Dysfunktionell
	Hypermenorrhö	Verstärkte Menstruation (>150 ml, >20 Tampons oder Binden, Koagula)	Organisch
	Menorrhagie	Verlängerte, oft auch verstärkte Menstruation	Organisch (Dysfunktionell)
Azyklische Blutungen	Metrorrhagie	Irreguläre Blutungen ohne erkennbaren Zyklus (inkl. Dauer- und Schmierblutungen)	Dysfunktionell Organisch Aborte Iatrogen

Pathogenese. Zu häufige Blutungen sind fast ausschließlich dysfunktionell bedingt, zugrunde liegt eine zentrale Dysregulation, wie sie besonders häufig in der Adoleszenz und in der Prämenopause beobachtet wird. Dabei kann es sich um anovulatorische Blutungen oder um Zyklen mit stark verkürzter Proliferations- und/oder Lutealphase handeln. Gelegentlich können auch durch postovulatorischen Östrogenabfall bedingte, meist jedoch schwache Ovulationsblutungen eine Polymenorrhö vortäuschen.

Diagnostik. Die klinische Bedeutung der Polymenorrhö ist gering, ausgenommen bei funktioneller Sterilität. Nur in diesem Fall ist eine genaue Zyklusevaluation unter Einbezug von Basal-

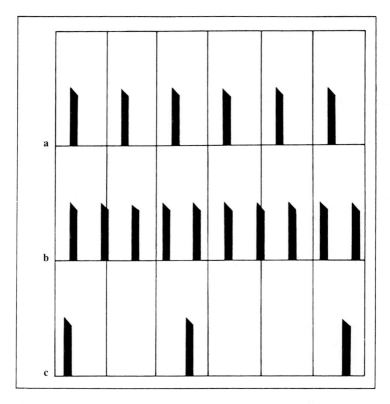

Abb. 66a–c. Tempoanomalien **a** Eumenorrhö. **b** Polymenorrhö. **c** Oligomenorrhö

temperaturkurve, Hormonanalysen und Vaginalsonographie notwendig.

Therapie. Bei fehlendem Kinderwunsch ist eine Behandlung nicht zwingend, es sei denn bei anämisierenden Blutungen. Fühlt sich eine Patientin gestört, können zyklisch Gestagene verabfolgt werden, beispielsweise 10 mg Medroxyprogesteronacetat (Clinovir, Prodafem, Farlutal) pro Tag vom 16. bis. 25. Tag. Auch handelsübliche orale Kontrazeptiva sind zur Regulierung geeignet. Ovulationsblutungen lassen sich mit niedrigen Östrogendosen, beispielsweise 0,02 mg Ethinylestradiol (Progynon C) täglich vom 12. bis. 17. Zyklustag unterdrücken, sofern dies gewünscht wird. Bei Sterilitätsfällen muß die zugrunde liegende Störung therapiert werden, wozu vorzugsweise Clomifencitrat nach den in Kap. 3.9.4. angeführten Kriterien verwendet wird.

Oligomenorrhö

Definition. Unter Oligomenorrhö versteht man verlängerte Zyklen mit einer Dauer von über 35, jedoch weniger als 90 Tagen. Bei noch längeren Intervallen spricht man von Amenorrhö.

Pathogenese. Eine Oligomenorrhö kann primär, d.h. bereits nach der Menarche oder sekundär im Laufe der fertilen Periode auftreten. Sie ist eine der häufigsten Zyklusanomalien überhaupt und immer dysfunktionell bedingt. Meist ist sie Folge einer hypothalamischen Ovarialinsuffizienz und geht als solche nicht selten in eine Amenorrhö über. Wie bei dieser spielen psychoemotionelle Faktoren eine große Rolle, daneben sind hyperprolaktinämische und hyperandrogenämische Störungen von Bedeutung. Oft ist die Oligomenorrhö auch Ausdruck einer beginnenden ovariellen Resistenz, wie sie physiologischerweise prämenopausal oder bei Klimacterium praecox beobachtet wird.

Die Oligomenorrhö kann ovulatorisch oder anovulatorisch sein, im erstgenannten Fall verläuft die Follikelreifung sehr protrahiert; die Proliferationsphase ist dementsprechend verlängert, die Lutealphase dagegen eher kurz.

Diagnostik. Im Gegensatz zur Polymenorrhö ist eine kurze hormonale Abklärung unbedingt erforderlich, selbst wenn kein Kinderwunsch besteht. Im Vordergrund steht die Bestimmung der Gonadotropine, des Prolaktins, der Androgene und der Schilddrüsenparameter. Bei pathologischen Werten sind weitere Untersuchungen angezeigt. Bei Hyperprolaktinämie ist in erster Linie eine computer- oder kernspintomographische Beurteilung der Sella, bei Hyperandrogenämie eine Vaginalsonographie zum Ausschluß polyzystischer Ovarien in Betracht zu ziehen.

Therapie. Die Behandlung richtet sich nach den Ursachen, bei Hyperprolaktinämie, polyzystischen Ovarien, adrenalen Funktionsstörungen und prämenopausaler Ovarialinsuffizienz erfolgt sie nach den in Kap. 3.4, 3.5 und 3.8 angeführten Richtlinien. Liegt lediglich eine leichte zentrale Dysregulation mit noch ausreichender endogener Östrogenproduktion vor, dann kann vorerst auf eine Therapie verzichtet werden. Wird in solchen Fällen eine Zyklusregulierung gewünscht, dann läßt sich dies wiederum mit oral wirksamen Gestagenen bewerkstelligen. Dafür geeignete Präparate sind beispielsweise Medroxyprogesteronacetat (Clinovir, Prodafem, Farlutal) oder Dydrogesteron (Duphaston) in Dosierungen von 5–10 bzw. 20 mg/Tag jeweils vom 16. bis 25. Zyklustag (Abb. 67).

3.1.2 Typusanomalien (Abb. 68)

Unter Typusanomalien versteht man pathologische Blutungsmuster, also entweder eine zu schwache oder eine verstärkte bzw. verlängerte Menstruation, Störungen, die man in der

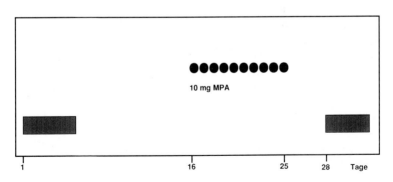

Abb. 67. Zyklusregulierung mit einem oralen Gestagen bei Oligomenorrhö und bei dysfunktioneller Metrorrhagie

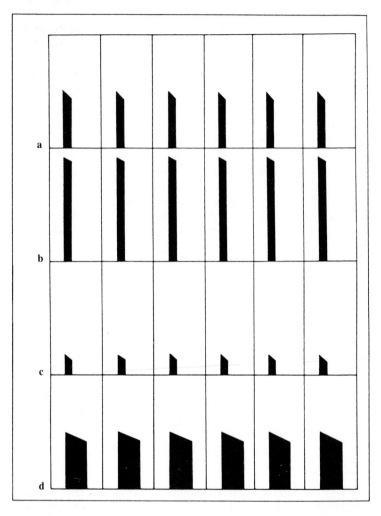

Abb. 68a–d. Typusanomalien. **a** Eumenorrhö. **b** Hypomenorrhö. **c** Hypermenorrhö. **d** Menorrhagie

Fachterminologie als Hypomenorrhö, Hypermenorrhö und Menorrhagie bezeichnet.

Hypomenorrhö

Definition. Unter Hypomenorrhö wird eine schwache und oft auch auf 1–2 Tage verkürzte Menstruation verstanden, bei welcher der Blutverlust weniger als 25 ml beträgt.

Pathogenese. Hypomenorrhö wird einerseits bei Ovarialinsuffizienz mit niedrigen Östrogenspiegeln gesehen, sie geht dann oft mit Oligomenorrhö einher. Andererseits kann sie Ausdruck eines geschädigten oder stark atrophischen Endometriums sein, wie es bei Endometritis, nach forcierten Kürettagen oder nach langdauernder Behandlung mit Gestagenen, Antigonadotropinen oder GnRH-Agonisten beobachtet wird.

Diagnostik. Meist genügen die anamnestischen Angaben der Patientin, in besonderen Fällen ist eine hormonale, sonographische oder hysteroskopische Beurteilung angezeigt.

Therapie. Eine spezifische Behandlung erübrigt sich in den meisten Fällen, bei atrophischem oder in der Ausdehnung stark reduziertem Endometrium kann eine mehrmonatige, hochdosierte sequentielle Östrogentherapie versucht werden, wofür sich beispielsweise Trisequens forte eignet.

Hypermenorrhö

Definition. Unter Hypermenorrhö versteht man eine verstärkte, jedoch zyklusgerechte Menstruation mit einem Blutverlust von mehr als 150 ml.

Pathogenese. Hypermenorrhöen sind fast immer organisch bedingt, häufigste Ursache sind intramurale oder submuköse Myome, allenfalls auch eine Adenomyosis uteri (s. Kap. 3.6.3).

Dabei kommt es zu einer Vergrößerung der funktionellen endometrialen Ausdehnung und/oder Beeinträchtigung der Kontraktilität des Uterus. Andere mögliche, wenn auch wesentlich seltenere Ursachen sind Intrauterinpessare, entzündliche Veränderungen des Endometriums, Lageanomalien und Blutgerinnungsstörungen.

Diagnostik. Wegweisend sind vorerst die subjektiven Angaben der Patientin. Für Hypermenorrhö spricht ein Verbrauch von mehr als 20 Binden oder Tampons pro Menstruation, der Abgang von Koagula, welcher sich durch einen relativen Mangel an lokal freigesetzten fibrinolytischen Enzymen erklärt, und schließlich die in schwereren Fällen eintretende Anämie. Neben der normalen gynäkologischen Untersuchung können Vaginalsonographie, fraktionierte Kürettage und Hysteroskopie weiterführen.

Therapie. Symptomatisch läßt sich die Blutungsstärke durch Fibrinolysehemmer wie Anvitoff und Cyclokapron oder durch Methergin reduzieren. Ebenfalls erfolgversprechend sind Gestagene, welche vorzugsweise über den ganzen Zyklus, d.h. vom 6. bis 25. Zyklustag verabreicht werden. Dabei sind Nortestosteronderivate wie Orgametril oder Primolut-Nor in Tagesdosierungen von 10 mg besonders geeignet. Auch gestagenbetonte orale Kontrazeptiva und Depotgestagene wie Depot-Clinovir (Depo-Provera) können versucht werden. In manchen Fällen, namentlich bei fortgeschrittenem Alter, wird man allerdings der Hysterektomie den Vorzug geben. Wird sie abgelehnt, kann alternativ auch eine hysteroskopische Ablation des Endometriums erwogen werden.

Menorrhagie

Definition. Als Menorrhagie bezeichnet man eine verlängerte, 7–14 Tage dauernde und meist auch verstärkte Menstruation, eigentliche Dauerblutungen werden dagegen den Metrorrhagien zugerechnet (s. Kap. 3.1.3).

Pathogenese. Die Ursachen entsprechen weitgehend denen der Hypermenorrhö. Sie sind überwiegend organischer Art, wobei myomatöse Veränderungen des Uterus im Vordergrund stehen. Menorrhagien werden gelegentlich durch Vorblutungen vorgetäuscht, welche meist Ausdruck einer verkürzten Lutealphase mit vorzeitigem Abfall der Progesteronsekretion sind. Dasselbe gilt für Nachblutungen, die auf eine postmenstruell ungenügende Östrogeneinwirkung infolge verzögerter Follikelreifung zurückzuführen sind.

Diagnostik. In den meisten Fällen genügt die bimanuelle Untersuchung des Uterus, allenfalls ergänzt durch die Vaginalsonographie. Vor- und Nachblutungen sind oft schwächer als die eigentliche Menstruation und lassen sich anhand einer analog dem Kaltenbach-Schema (Abb. 68) geführten Blutungskurve erkennen. Liegt gleichzeitig eine Sterilität vor, dann muß der Zyklus genauer evaluiert werden, um eine Follikelreifungsstörung oder eine Lutealinsuffizienz auszuschließen.

Therapie. Die Behandlung richtet sich nach der Ursache, bei größeren Myomen steht die Hysterektomie im Vordergrund. Die medikamentöse, vorwiegend symptomatische Therapie ist mit derjenigen der Hypermenorrhö identisch.

Vor- und Nachblutungen werden am sichersten durch kombinierte Ovulationshemmer oder sequentielle Östrogen-Gestagen-Präparate wie Cyclo-Progynova (Cyclacur) oder Trisequens behoben. Bei gleichzeitigem Kinderwunsch muß in erster Linie die zugrunde liegende Follikelreifungsstörung und/oder Lutealinsuffizienz behoben werden (s. Kap. 3.9.5).

3.1.3 Azyklische Blutungen

Definition. Irreguläre Blutungen, die meist keinen eigentlichen Zyklus erkennen lassen, werden unter dem Begriff Metrorrhagie subsumiert. Sie können sich als Zwischen-, Dauer- oder Dauerschmierblutungen manifestieren (Abb. 69).

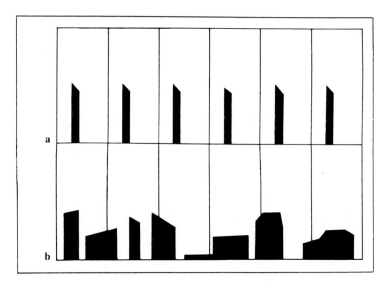

Abb. 69a,b. Azyklische Blutungen **a** Eumenorrhö **b** Metrorrhagie

Pathogenese. Metrorrhagien können dysfunktionelle, organische und iatrogene Ursachen haben.

Dysfunktionelle Metrorrhagien werden besonders häufig in den Übergangsphasen der Frau, also in der Adoleszenz und in der Prämenopause, gesehen, da dann der Zyklus noch nicht oder nicht mehr einwandfrei einreguliert ist. Anovulation und protrahierte Follikelreifung sind häufig, die daraus resultierende Follikelpersistenz führt zu einer fortgesetzten, manchmal vielwöchigen Östrogeneinwirkung auf das Endometrium, das sich immer stärker aufbaut. Da die sekretorische Transformation durch Progesteron unterbleibt, entsteht schließlich das Bild der einfachen oder glandulär-zystischen Hyperplasie (Abb. 70), welche selbst bei Östrogenentzug nicht mehr normal abblutet.

Metrorrhagien können auch organische Ursachen, wie Leiomyome und Endometriumpolypen, haben. Vor allem im fortgeschrittenen Alter ist immer auch an eine Neoplasie, insbesondere ein Endometriumkarzinom, zu denken.

Nicht selten sind Zwischen- und Dauerblutungen iatrogen bedingt, sie werden bei allen Arten der hormonalen und der intrauterinen Kontrazeption, ganz besonders jedoch unter der Minipille, beobachtet. Auch Hormonsubstitution in der Postmenopause kann zu metrorrhagischen Blutungen führen.

Der Vollständigkeit halber sollen schließlich die bei gestörter Frühschwangerschaft, namentlich bei Aborten und extrauteriner Gravidität auftretenden Blutungen erwähnt werden.

Diagnostik. Außer bei zweifelsfrei auf kontrazeptive oder hormonale Behandlung zurückzuführenden Metrorrhagien ist die histologische Abklärung mittels fraktionierter Kürettage unerläßlich. Davon ausgenommen sind allenfalls die sog. juvenilen, fast immer dysfunktionell bedingten Blutungen in der Adoleszenz. Vor allem bei peri- und postmenopausaler Hormonsubstitution kann die vaginalsonographische Beurteilung des Endometriums hilfreich sein, während Hormonanalysen in jedem Fall wenig ergiebig sind.

Therapie. Bei dysfunktionellen, auf eine Hyperplasie des Endometriums zurückzuführenden Blutungen ist nicht selten bereits die Abrasio kurativ, allerdings ist die Rezidivgefahr groß. Es empfiehlt sich deshalb, eine mehrmonatige zyklische Gestagentherapie, beispielsweise mit 10 mg Medroxyprogesteronacetat (Clinovir, Prodafem, Farlutal) pro Tag vom 16. bis. 25 Zyklustag, anzuschließen, wodurch die sekretorische Umwandlung des Endometriums mit nachfolgender Entzugsblutung erzwungen wird (Abb. 67). Treten kurz nach der Abrasio bei unverdächtiger Histologie erneut Metrorrhagien auf, dann darf eine "hormonale Kürettage" mit Primosiston in absteigender Dosierung (6, 5, 4, 3, 3, 3, 3, 3 Tabletten pro Tag) versucht werden. Nach einer meist rasch eintretenden Blutstillung folgt in der Regel wenige Tage nach der letzten Tabletteneinnahme eine kräftige Abbruchblutung, womit sich ein nochmaliger Eingriff in vielen Fällen erübrigt. Auch bei einem solchen Vorgehen ist die Rezidivprophylaxe angezeigt.

Bei organisch bedingten Metrorrhagien, insbesondere bei atypischer Hyperplasie und beim Endometriumkarzinom, richtet

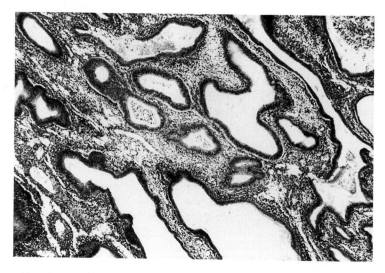

Abb. 70. Einfache, glandulär-zystische Hyperplasie des Endometriums

sich die Behandlung nach Histologie und Ausdehnung und kann operative, chemotherapeutische, hormonale und radioonkologische Methoden umfassen.

Iatrogene, durch orale Kontrazeptiva oder Hormonsubstitution in der Perimenopause verursachte Blutungsstörungen sind zumindest in den ersten 2–3 Einnahmemonaten häufig und verschwinden meist von selbst. Bei vorher unauffälligem Zyklus kann deshalb zunächst auf einen Wechsel des Präparates verzichtet werden. Bei längerdauernden Metrorrhagien ist aber auch in solchen Fällen eine histologische Abklärung notwendig, alsdann muß eine individuelle Anpassung von Zusammensetzung und Dosierung erfolgen.

Blutungen bei gestörter Frühschwangerschaft werden nach allgemeinen gynäkologischen Gesichtspunkten angegangen.

3.2 Amenorrhö

Obwohl auch das vollständige Ausbleiben der Menstruation eine Zyklusstörung darstellt, erfordern die sehr unterschiedlichen pathogenetischen, diagnostischen und therapeutischen Aspekte eine gesonderte Darstellung.

3.2.1 Einteilung und Definitionen

Die Amenorrhö kann nach ihrem zeitlichen Auftreten, nach pathogenetischen und nach hormonanalytischen Gesichtspunkten klassifiziert werden (Tabelle 11). Besonders für wissenschaftliche Fragestellungen wird überdies die von der Weltgesundheitsorganisation (WHO) vorgeschlagene Einteilung verwendet (Tabelle 12).

Nach der Anamnese differenziert man zwischen primärer und sekundärer Amenorrhö, was klinisch von einiger Bedeutung ist. Von primärer Amenorrhö spricht man, wenn zu Beginn des 18. Lebensjahres noch keine spontane Blutung eingetreten ist, von sekundärer Amenorrhö, wenn sie bei früher menstruierenden Frauen länger als 3 Monate ausbleibt.

Tabelle 11. Klassifizierung der Amenorrhö nach anamnestischen, pathogenetischen und laborchemischen Gesichtspunkten

Nach Anamnese	Primär
	Sekundär
Nach Pathogenese	Hypothalamisch-hypophysär
	Gonadal
	Uterin
	Extragenital
Nach Hormonwerten	Hypogonadotrop
	Normogonadotrop
	Hypergonadotrop
	Hyperprolaktinämisch
	Hyperandrogenämisch

Tabelle 12. Klassifizierung der Amenorrhö nach WHO

WHO-Gruppe
I   Hypothalamisch-hypophysäre Insuffizienz
II Hypothalamisch-hypophysäre Dysregulation
III Primäre Ovarialinsuffizienz
IV Anomalien des Genitaltrakts
V   Prolaktinome
VI Funktionelle Hyperprolaktinämie
VII Hypothalamisch-hypophysäre Tumoren

In diagnostischer und therapeutischer Hinsicht aussagekräftiger ist die Einteilung nach Lokalisation der Störung. Man unterscheidet dabei hypothalamische, hypophysäre, gonadale, uterine und extragenitale Ursachen, die ihrerseits funktionell, chromosomal und organisch bedingt sein können.

Praktisch noch bedeutungsvoller ist die Klassifizierung nach laborchemischen Ergebnissen, insbesondere nach den Hormonwerten. Dabei lassen sich hypogonadotrope, normogonadotrope, hypergonadotrope, hyperprolaktinämische und hyperandrogenämische Störungen unterscheiden. Hypogonadotrope Amenorrhöen sind immer hypothalamisch-hypophysär bedingt, normogonadotrope Störungen entsprechen einer zentralen Dysregulation oder haben eine uterine Ursache, hypergonadotrope Formen sind Ausdruck eines ovariellen Versagens. Hyperprolaktinämische Formen sind meist auf ein Mikroprolaktinom im Hypophysenvorderlappen, hyperandrogenämische auf polyzystische Ovarien oder adrenale Funktionsstörungen zurückzuführen.

Der Vollständigkeit halber ist schließlich der Begriff der physiologischen Amenorrhö zu erwähnen, wie sie in der Kindheit, in der Schwangerschaft, meist auch während der Stillperiode sowie in der Postmenopause besteht.

3.2.2 Primäre Amenorrhö

Die wichtigsten Ursachen der primären Amenorrhö und deren Inzidenz sind in Tabelle 13 aufgeführt.

Tabelle 13. Pathogenese der primären Amenorrhö

Hypothalamisch hypophysär (20–45%)	GnRH-Mangel (Biosynthesedefekte, Anlage- und Reifungsstörungen der Steuerungszentren) Kallmann-Syndrom Schädel-Hirn-Traumen Kraniopharyngeome Hypophysenadenome Empty-Sella-Syndrom
Gonadal (37–54%)	Turner-Syndrom Reine Gonadendysgenesie Swyer-Syndrom Testikuläre Feminisierung
Uterin (12–19%)	Mayer-Rokitanski-Küster-Syndrom Andere Gynatresien
Extragenital (6–7%)	Kongenitales AGS Hypothyreose Galaktosämie Schwere Allgemeinerkrankungen

Hypothalamisch-hypophysäre Störungen

Pathogenese. Am häufigsten ist wohl der isolierte Mangel des übergeordneten Steuerungshormons, des GnRH, infolge von Anlage- und Reifungsstörungen, pränataler Schädigung der Steuerungszentren oder Defekten der Biosynthese des GnRH-Präkursors. Schädel-Hirn-Traumen, suprasellare Tumoren wie das von der Rathke-Tasche ausgehende Kraniopharyngeom, und entzündliche Prozesse sind weitere Ursachen. Psychogene Faktoren sind im Gegensatz zur sekundären Amenorrhö selten.

Ebenfalls von einiger Bedeutung sind 2 weitere umschriebene Krankheitsbilder, das **Kallmann-Syndrom** und das **Empty-Sella-Syndrom**. Das erstere wird auch als olfaktogenitale Dysplasie bezeichnet und autosomal-dominant oder -rezessiv vererbt. Neben der Amenorrhö ist es durch eine Hypo- oder Anosmie sowie durch Deformitäten des Gesichtsschädels gekennzeichnet. Das Empty-Sella-Syndrom, das vorwiegend im erwachsenen Alter beobachtet wird, beruht auf einem Defekt des Diaphragma sellae, durch welchen sich der Subarachnoidalraum ausdehnen und die Hypophyse komprimieren kann.

Diagnostik. Die klinische Untersuchung zeigt das Bild des Hypogonadismus (Abb. 71). Die Brüste sind nicht oder nur wenig entwickelt, die Schambehaarung ist meist spärlich, das äußere und das innere Genitale hypoplastisch. Vaginalzytologisch finden sich als Ausdruck der Atrophie ausschließlich Basal- und Parabasalzellen (s. Kap. 2.2.5).

Laborchemisch stehen tiefe bis nicht meßbare FSH-, LH- und Östrogenwerte im Vordergrund, der Gestagentest ist negativ, der GnRH-Test kann je nach zugrunde liegender Ursache pubertär oder gänzlich negativ ausfallen. Je nach Genese sind die übrigen Hormonwerte unauffällig, bei Hypophysenadenomen und Kraniopharyngeomen kann das Prolaktin erhöht sein.

Zum sicheren Ausschluß eines intra- oder suprasellären Tumors empfiehlt sich eine Kernspintomographie des Schädels.

Therapie. Eine kausale Therapie ist nur bei einem kleinen Teil der Fälle möglich. In der Regel wird man sich mit einer symptomatischen Behandlung mit natürlichen Östrogenen unter zyklischem Zusatz von Gestagenen zufrieden geben, die zu Pseudopubertät mit Entwicklung der sekundären Geschlechtsmerkmale und des Genitale führt (Abb. 72). Gleichzeitig kann damit auch das infolge des Östrogendefizits bestehende Osteoporoserisiko ausgeschaltet werden. Besonders geeignete Präparate sind Trisequens forte oder Presomen compositum (Premarin plus), welche natürliche Östrogene enthalten (s. Kap. 3.8.2), doch kommen auch höher dosierte Ovulationshemmer in Betracht. Bei späterem Kinderwunsch muß entweder eine Gonadotropin- oder eine pulsatile GnRH-Behandlung nach den in Kap. 3.9.4 besprochenen Kriterien durchgeführt werden.

Gonadale Störungen

Pathogenese. Anlagestörungen der Ovarien sind in den meisten Fällen durch chromosomale Anomalien bedingt. Am häufigsten

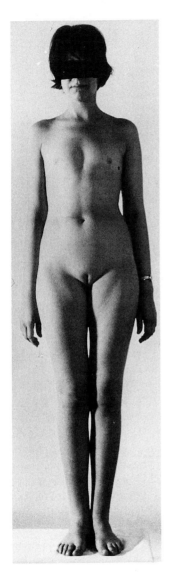

Abb. 71. Hypogonadismus (22 J.)

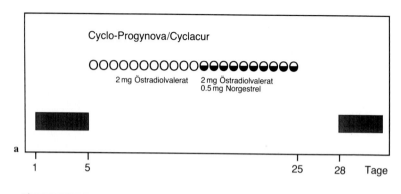

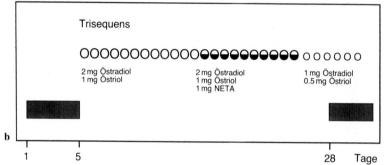

Abb. 72a,b. Sequentielle Östrogen-Gestagen-Therapie bei hypo- und hypergonadotroper Amenorrhö (WHO I und III). **a** Cyclo-Progynova (Cyclacur) **b** Trisequens

und bekanntesten ist die auch als **Turner-Syndrom** bezeichnete Gonadendysgenesie, deren Ursache das Fehlen des 2. Gonosoms entsprechend einem Kariotyp 45 XO ist. Anstelle der Ovarien finden sich lediglich Gonadenrudimente, auch Streakgonaden genannt, welche nur Stromazellen, in der Regel jedoch keine Follikel enthalten.

Das Syndrom, dessen Häufigkeit bei Neugeborenen etwa 1:2500 beträgt, ist beim Erwachsenen durch sexuellen Infantilismus mit ausbleibender Brustentwicklung, fehlender Scham- und Axillarbehaarung und genitaler Hypoplasie sowie ausgeprägten Minderwuchs mit einer Körpergröße von maximal 152 cm gekennzeichnet (Abb. 73). Dazu kommen meist weitere Dysmorphiezeichen, wie die als Pterygium colli bezeichneten charakteristischen Halsfalten, ein tiefer Nackenhaaransatz, der Schildthorax mit weit auseinanderliegenden Mamillen und die Abwinklung der Unterarme nach radial, der Cubitus valgus. Gelegentlich finden sich zudem Ohrmißbildungen, Teleangiektasien, Pigmentnävi, Knochendefekte, Hufeisenniere, Aortenisthmusstenose, Septumdefekte und Farbenblindheit. Die Intelligenz ist normal, die psychosexuelle Ausrichtung weiblich.

Nicht ganz selten sind Mosaikformen des Typs XO/XX, bei welchen nur ein Teil der Zellen gonosomal monosom sind. Die Symptomatik ist daher meist weniger ausgeprägt, die Gonaden können Follikel enthalten, so daß in solchen Fällen Menstruationen und selten auch Schwangerschaften möglich sind.

Andere gonadale Störungen sind wesentlich seltener. Neben der reinen Gonadendysgenesie mit normalem weiblichem Chromosomensatz ist v.a. das **Swyer-Syndrom** zu erwähnen, dessen Kariotyp 46 XY ist, wobei die Testisdeterminante fehlt. Klinisch steht in beiden Fällen der ausgeprägte Hypogonadismus im Vordergrund, die Körpergröße ist jedoch normal, die für das Turner-Syndrom charakteristischen Dysmorphien fehlen. Auch an Polysomien, wie das **Triplo-X-** oder **Superfemale-Syndrom** mit einer chromosomalen Konstellation 47 XXX ist zu denken, wobei die betroffenen Frauen meist eine genitale Hypoplasie, nicht aber immer eine primäre Amenorrhö aufweisen. Eine ausgesprochene Rarität ist die **Gonadenagenesie**. Das Äußere ist bei solchen Fällen unabhängig vom chromosomalen Geschlecht infantil-weiblich.

Mit einer Inzidenz von etwa 1:20'000 selten, aber auch wissenschaftlich von großem Interesse ist der männliche Pseudohermaphroditismus, der aufgrund der Symptomatik als **testikuläre Feminisierung** bezeichnet wird (Abb. 74). Bei diesem Syndrom finden sich anstelle der Ovarien Hoden, die meistens im Leistenkanal liegen oder als Inguinalhernien imponieren, gelegentlich aber auch intraabdominal verbleiben oder in die großen Labien deszendieren. Sie enthalten meist keine Spermatogonien, dagegen reichlich Leydig-Zellen, so daß die

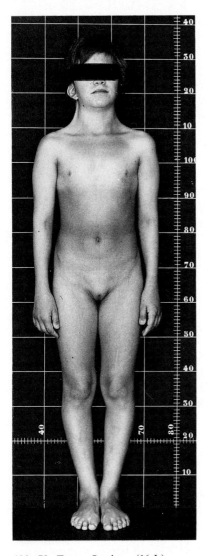

Abb. 73. Turner-Syndrom (16 J.)

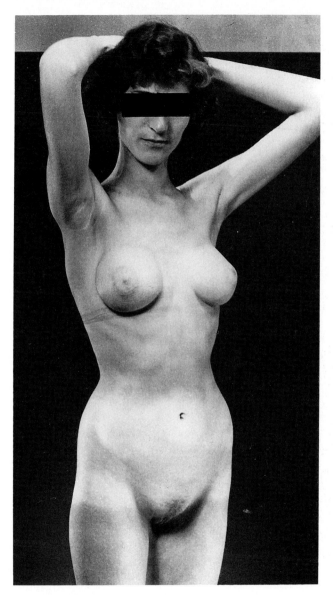

Abb. 74. Testikuläre Feminisierung (20 J.)

Testosteronproduktion derjenigen normaler Männer entspricht, sich jedoch zufolge eines X-chromosomal rezessiv vererbten Defekts der Testosteronrezeptoren nicht auswirken kann. Der Phänotyp der eher groß gewachsenen, chromosomal und gonadal männlichen Individuen ist deshalb trotz vergleichsweise geringer Östrogenproduktion weiblich, die Brüste und das äußere Genitale sind normal entwickelt, die Scham- und Axillarbehaarung fehlt dagegen vollständig oder ist äußerst spärlich, weshalb man auch von "hairless women" spricht. Der Uterus ist nicht angelegt, die Vagina ist kurz und endet blind.

Ausnahmsweise kann auch das Syndrom der polyzystischen Ovarien (s. Kap. 3.5.2), das sich meist erst in der Adoleszenz manifestiert, zu einer primären Amenorrhö führen.

Diagnostik. Im Vordergrund stehen klinische Untersuchung und Kariotypisierung. Gerade beim Turner-Syndrom und bei der testikulären Feminisierung kann die Diagnose oft bereits inspektorisch vermutet und durch die Chromosomenanalyse erhärtet werden. Laborchemisch fallen bei der Gonadendysgenesie stark erhöhte FSH- und LH-Werte sowie die kaum meßbaren Östrogene auf, sonographisch lassen sich keine Ovarien darstellen. Auf die Laparoskopie kann in klassischen Fällen verzichtet werden, bei Unklarheiten erlaubt sie jedoch eine sichere Beurteilung und bioptische Untersuchung der Streakgonaden.

Bei testikulär feminisierten Frauen soll versucht werden, die Hoden klinisch oder sonographisch zu lokalisieren, für die Diagnose ausschlaggebend sind Kariotyp und stark erhöhte, dem erwachsenen Mann entsprechende Androgenwerte.

Therapie. Außer bei Mosaikformen und beim Triplo-X-Syndrom steht der ausgeprägte Östrogenmangel im Vordergrund. Sowohl zur Ausbildung der sekundären Geschlechtsmerkmale wie auch zur Osteoporoseprophylaxe ist eine langdauernde, sequentielle Östrogen-Gestagen-Behandlung unerläßlich. Geeignete Handelspräparate sind Trisequens forte und Cyclo-Progynova (Cyclacur), welche natürliche Östrogene in ausreichender Dosierung enthalten. Sie führen zur Entwicklung der Brüste und der Genitalorgane sowie zu regelmäßigen Menstruationen. Die Behandlung sollte erst nach Abschluß des Längenwachstums einsetzen, in der Regel etwa ab vollendetem 14. Lebensjahr. Vor allem bei XY-Gonadendysgenesie (Swyer-Syndrom) besteht ein erhebliches, auf etwa 20% veranschlagtes Risiko für die Entstehung von Dysgerminomen und Gonadoblastomen, so daß die frühestmögliche chirurgische Entfernung der Gonadenrudimente anzustreben ist.

Bei der testikulären Feminisierung ist vorerst keine Behandlung notwendig, nach Abschluß der Pubertät muß aber angesichts gehäuft auftretender Hodentumoren ebenfalls die Gonadektomie erwogen werden. Nachfolgend ist eine niedrigdosierte Östrogensubstitution angezeigt, beispielsweise mit 2 mg Östradiolvalerat (Progynova) oder 0,6 mg konjugierten Östrogenen (Presomen, Premarin, Transannon) pro Tag. Die Präparate können wahlweise kontinuierlich oder zyklisch jeweils über 3 Wochen mit 1 Woche Pause verabfolgt werden. Die zusätzliche Gabe von Gestagenen ist in diesen Fällen nicht unbedingt erforderlich, da kein funktionstüchtiges Endometrium angelegt ist.

Gynatresien

Pathogenese. Ursache dieser Form der primären Amenorrhö ist eine Hemmungsmißbildung im Sinne einer Gynatresie, wobei die Fehlentwicklung der Müller-Gänge bereits in der 6. bis. 9. Schwangerschaftswoche erfolgt. Am häufigsten ist das **Mayer-Rokitansky-Küster-Syndrom**, welches durch einen Uterus bipartus solidus cum vagina solida (Abb. 75) gekennzeichnet und für 10–15% aller primären Amenorrhöen verantwortlich ist. Seltener sind isolierte Zervix- und Vaginalatresien. Die leichteste Form ist die Hymenalatresie, welche durch einen fehlenden Durchbruch am Müller-Hügel entsteht. Bei allen diesen Störungen sind die Gonaden funktionstüchtig, so daß der ovarielle Zyklus und die Bildung der weiblichen Sexualhormone normal verlaufen.

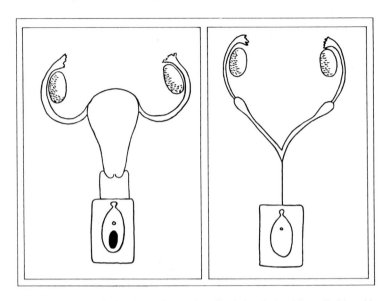

Abb. 75. Schematische Darstellung des Genitales beim Mayer-Rokitanski-Küster-Syndrom

Diagnostik. Das Äußere der betroffenen Frauen ist unauffällig, die sekundären Geschlechtsmerkmale sind normal entwickelt. Der Arzt wird beim Mayer-Rokitanski-Küster-Syndrom entweder wegen Ausbleiben der Menstruation oder Kohabitationsunmöglichkeit aufgesucht. Die gynäkologische Untersuchung zeigt ein normales oder nur leicht atrophisches Genitale, der Introitus und die Vagina fehlen dagegen, in manchen Fällen läßt sich wenigstens ein kleiner Rezessus sondieren. Bei der Rektaluntersuchung findet sich anstelle des Uterus bestenfalls ein dünner Gewebestrang. Ähnliches gilt für die Sonographie, während die Ovarien unauffällig sind. In unklaren Fällen vermag die Laparoskopie die Situation eindeutig zu klären. Nicht selten bestehen zudem Mißbildungen der Nieren, der ableitenden Harnwege oder der Wirbelsäule. Aufgrund der normalen Ovarialfunktion liegen sämtliche Hormonwerte, insbesondere die Gonadotropine und die Östrogene im Normbereich, der

Zyklus ist ovulatorisch, die Basaltemperaturkurve in der Regel biphasisch, die Blutung unterbleibt aber wegen fehlendem Erfolgsorgan. Dementsprechend fallen sowohl der Gestagen- wie der Östrogentest negativ aus. Der Kariotyp ist 46 XX.

Die **Hymenalatresie** äußert sich nach der Menarche in periodischen, teils kolikartigen und rasch stärker werdenden Schmerzen im Unterbauch, welche auf die Rückstauung des Menstrualbluts zurückzuführen sind. Vorerst resultiert ein Hämatokolpos; wird die Diagnose nicht gestellt, kommt es schließlich zur Hämatometra und zu Hämatosalpingen. Die in solchen Fällen unerläßliche gynäkologische Untersuchung klärt den Sachverhalt sofort. Der Hymen ist vorgewölbt, das in der Scheide gestaute Blut meist gut erkennbar. Ähnlich ist die Schmerzsymptomatik bei isolierter Atresie der Vagina und der Zervix.

Therapie. Die Therapie der Gynatresien ist überwiegend operativ. Beim Mayer-Rokitansky-Küster-Syndrome kann eine unblutige, sich über viele Wochen erstreckende Bougierung der meist vorhandenen Eindellung mit Hilfe von Dilatatoren versucht werden, eine Methode, die v.a. in USA Verbreitung gefunden hat. Sonst ist eine Vaginalplastik im Sinne einer operativen Tunnellierung zwischen Urethra und Rektum angezeigt, die Auskleidung kann mit Hilfe eines vom Gesäß entnommenen Thiersch-Lappens erfolgen. Die Neovagina muß anfänglich oder bei fehlenden Kohabitationen während längerer Zeit offengehalten werden, weshalb der Eingriff in der Regel erst in der späteren Adoleszenz vorgenommen werden sollte.

Bei Hymenalatresie genügt die Inzision oder Exzision des Hymens unter antibiotischer Abschirmung.

Extragenitale Ursachen

Extremes Über- oder Untergewicht, schwere Allgemeinerkrankungen, aber auch eine Hypothyreose, ein Cushing-Syndrom oder ein nicht therapiertes kongenitales adrenogenitales Syndrom (s. Kap. 3.5.2) können zu einer primären Amenorrhö führen. Abklärung und Behandlung richten sich in solchen Fällen nach dem Grundleiden.

3.2.3 Sekundäre Amenorrhö

Die sekundäre Amenorrhö gehört zu den häufigsten funktionellen Störungen der geschlechtsreifen Frau überhaupt, die wichtigsten Ursachen und deren Häufigkeit sind in Tabelle 14 zusammengefaßt. In jedem Fall ist zunächst auch an eine Gravidität zu denken.

Hypothalamisch-hypophysäre Störungen

Pathogenese. Zentrale Funktionsstörungen gehören mit 80–90% zu den häufigsten Ursachen der sekundären Amenorrhö, organische Läsionen sind von untergeordneter Bedeutung. Ganz im Vordergrund stehen psychogen-emotionelle Faktoren im Sinne von Streßsituationen, wie sie bei beruflicher Überlastung, Beziehungsproblemen, Milieuwechsel, Todesfällen naher Ange-

Tabelle 14. Pathogenese der sekundären Amenorrhö

Hypothalamisch-hypophysär (77–92%)	Psychogen-emotionell Anorexia nervosa Schädel-Hirn-Traumen Prolaktinome Sheehan-Syndrom Empty-Sella-Syndrom
Ovariell (5–9%)	Polyzystische Ovarien Androblastome Klimacterium praecox Kastration
Uterin (1–5%)	Asherman-Syndrom Endometritis
Extragenital	Adrenale Funktionsstörungen Hypothyreose Schwere Allgemeinerkrankungen

höriger, Gefangenschaft und kriegerischen Ereignissen auftreten. Dabei kommt es zu einer Verminderung und Störung der Pulsatilität der GnRH-Sekretion, was letztlich zu einer mehr oder weniger ausgeprägten Ovarialinsuffizienz führt.

Über ähnliche Mechanismen kann es auch bei Hochleistungssportlerinnen und Ballettänzerinnen zu Amenorrhö kommen, in noch verstärktem Maße gilt dies für die mit extremer Abmagerung einhergehende, auch als Magersucht bezeichnete **Anorexia nervosa** (Abb. 76) sowie für endogene Psychosen.

Unter den organischen Ursachen sind Schädel-Hirn-Traumen, die postpartale Hypophysennekrose, das sog. **Sheehan-Syndrom**, das **Empty-Sella-Syndrom** (s. Kap. 3.2.2), suprasellärer Tumoren und Hypophysenadenome, namentlich die mit erhöhter Prolaktinsekretion einhergehenden Prolaktinome, zu nennen (s. Kap. 3.4).

Schließlich können therapeutisch eingesetzte Hormone zur Suppression der hypothalamischen Zentren und damit zu Amenorrhö führen, u.a. die kontrazeptiv verwendeten Depotgestagene, die zur Behandlung der Endometriose eingesetzten Antigonadotropine und die GnRH-Agonisten. Auch die heute umstrittene und unter modernen niedrigdosierten oralen Kontrazeptiva selten gewordene Post-Pill-Amenorrhö müßte in diesem Zusammenhang genannt werden.

Diagnostik. Wenn eine Schwangerschaft ausgeschlossen ist, steht die hormonale Klassifizierung im Vordergrund. Der Einfachheit halber kann dazu in der Praxis zunächst ein Gestagentest (s. Kap. 2.5.1) durchgeführt werden. Fällt er positiv aus, dann darf mit einer normalen Gonadotropin- und Östrogensekretion und somit einer vorwiegend funktionellen Störung gerechnet werden. Dauert die Amenorrhö bereits längere Zeit, bestehen Ausfallserscheinungen (s. Kap. 3.8.1) oder findet sich eine Galaktorrhö (s. Kap. 3.7.5), dann ist in jedem Fall eine eingehende hormonale Abklärung notwendig, welche zumindest FSH, LH, Östradiol und Prolaktin sowie fT4 und TSH umfassen sollte. Je nach Ergebnis sind Bestimmungen weiterer Hypophysenhormone, aufwendigere Funktionstests oder neuroradiologische Verfahren notwendig.

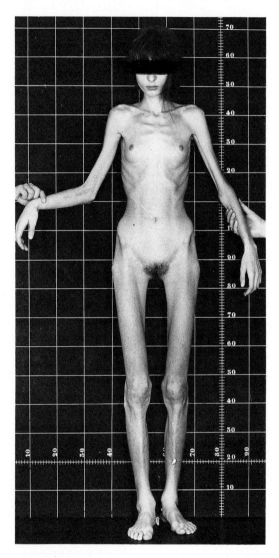

Abb. 76. Anorexia nervosa (15 J.)

Therapie. Sofern kein Kinderwunsch vorliegt, steht die substitutive Behandlung mit Sexualsteroiden im Vordergrund. Bei ausreichenden basalen Östrogenspiegeln genügt die zyklische Verabfolgung eines oralen Gestagens wie Medroxyprogesteronacetat (Clinofem, Prodafem, Farlutal) oder Duphaston in Dosierungen von 5–10 bzw. 20 mg/Tag jeweils über 10 Tage, nach der ersten Abbruchblutung vorzugsweise jeweils vom 16. bis 25. Zyklustag. Bei hypogonadotropen Formen mit entsprechendem Östrogendefizit ist eine sequentielle Östrogen-Gestagen-Therapie angezeigt, dafür geeignete Präparate sind Cyclo-Progynova (Cyclacur) und Trisequens. In Betracht kommen allenfalls auch zweiphasische Ovulationshemmer. Hyperprolaktinämische Störungen werden je nach Befund mit Dopaminagonisten oder neurochirurgisch angegangen (s. Kap. 3.4). Bei panhypopituitären Erkrankungen müssen zusätzlich Schilddrüsenhormone und Kortikosteroide gegeben werden, deren Dosierung sich nach Laborwerten, Körpergewicht und individueller Ansprechbarkeit richtet und in der Regel einem spezialisierten Endokrinologen überlassen werden sollte.

Geht es um die in solchen Fällen bestehende anovulatorische Sterilität, dann werden bei normogonadotropen Störungen in erster Linie Antiöstrogene wie Clomifencitrat (Dyneric, Clomid, Serophene), bei hypogonadotropen Formen Humangonadotropine wie Humegon, Pergonal, Fertinorm oder Metrodin bzw. pulsatiles GnRH (Lutrelef) eingesetzt (s. Kap. 3.9.4).

Ovarielle Störungen

Pathogenese. Im Gegensatz zur primären Ovarialinsuffizienz spielen numerische oder strukturelle chromosomale Anomalien eine untergeordnete Rolle. Wenn man von exogenen Noxen wie Zytostatika oder ionisierenden Strahlen absieht, bleibt die Ursache des ovariellen Versagens oft unklar. Diskutiert werden Gefäßprozesse, Autoimmunerkrankungen und Störungen der Synthese der ovariellen Gonadotropinrezeptoren. Der fehlende negative Feedback der Sexualsteroide und des Inhibins führt zu einer hypergonadotropen Amenorrhö.

Tritt die Störung vor dem 40. Lebensjahr auf, spricht man von **Klimacterium praecox** oder **prämaturer Menopause**. Der Verlauf entspricht demjenigen der natürlichen Wechseljahre, die Menstruationen werden zunächst unregelmäßig und versiegen dann völlig, gleichzeitig treten oft Hitzewallungen und andere durch Östrogenmangel bedingte Ausfallserscheinungen auf. Eine seltene Sonderform ist das "**Resistant-ovary-Syndrom**", bei welchem sich die reichlich vorhandenen Primärfollikel weder durch endogene noch durch exogene Gonadotropine stimulieren lassen.

Ebenfalls mindestens teilweise ovarieller Genese sind Amenorrhöen beim polyzystischen Ovarsyndrom und bei hormonal aktiven Ovarialtumoren, insbesondere Androblastomen, welche mit einer erhöhten Androgenproduktion einhergehen (s. Kap. 3.5.2).

Diagnostik. Bereits die anamnestischen Angaben können auf ein Klimacterium praecox hinweisen. Die gynäkologische Untersuchung vermag den Östrogenmangel meist erst nach einiger Zeit anhand der sich abzeichnenden Genitalatrophie zu erkennen. Im Vaginalabstrich finden sich allerdings schon bald nur noch Basal- und Parabasalzellen. Der Gestagentest fällt negativ aus. Die definitive Klassifizierung erfolgt laborchemisch, wobei das FSH stark, das LH mäßig erhöht ist, während das Östradiol postmenopausalen Werten entspricht. Die übrigen hormonalen Parameter sind unauffällig, vaginalsonographisch finden sich kleine, gelegentlich kaum darstellbare Ovarien ohne Follikel, das Endometrium ist schmal.

Therapie. Eine kausale Behandlung ist nicht möglich, es geht deshalb bei den meist noch jungen Frauen in erster Linie um den Ersatz der Östrogene, wodurch vasomotorische Ausfallserscheinungen behoben, die vorzeitige Involution der Genitalorgane verhindert und das Osteoporoserisiko minimiert wird. Die Behandlung erfolgt nach den gleichen Prinzipien wie in der normalen Postmenopause (s. Kap. 3.8.2), bei erhaltenem Uterus empfehlen sich sequentiell aufgebaute Östrogen-Gestagen-

Präparate wie Trisequens, Presomen compositum (Premarin Plus), Climen oder Cyclo-Progynova (Cyclacur). Die in solchen Fällen immer bestehende Sterilität kann selbstverständlich nicht behoben werden, es sei denn durch Eizellspende mit nachfolgender In-vitro-Fertilisation (s. Kap. 3.9.8).

Uterine Ursachen

Pathogenese. Uterin bedingt sekundäre Amenorrhöen sind ausgesprochen selten, es sei denn, man rechnet die Folgen der Hysterektomie in diese Gruppe. Am ehesten läßt sie sich nach unsachgemäßer Kürettage mit allzu radikaler Entfernung des Endometriums beobachten, was gelegentlich zu intrauterinen Synechien führt und als **Asherman-Syndrom** bezeichnet wird. Selten können auch Verätzungen nach kriminellen Aborten oder eine tuberkulöse Endometritis zu einer uterinen Amenorrhö führen.

Diagnostik. Die Verdachtsdiagnose ergibt sich bereits aus der Vorgeschichte, meist besteht ein eindeutiger Zusammenhang zwischen Eingriff und Amenorrhö. Alle Hormonwerte, insbesondere die Gonadotropine, das Prolaktin und das Östradiol liegen im Normbereich, wogegen der Gestagen- und der Östrogentest negativ ausfallen. Vaginalsonographisch stellt sich kein Endometrium dar.

Zur definitiven Klärung kann eine Hysteroskopie vorgenommen werden, bei der sich auch allfällige Synechien lösen lassen.

Therapie. Das Regenerationsvermögen des Endometriums ist recht groß, sofern noch Reste vorhanden sind. Eine längerdauernde hochdosierte Monotherapie mit Östrogenen, beispielsweise Progynon-Depot in einer Dosierung von 1 Ampulle zu 10 mg alle 2 Wochen über 2–3 Monate, kann den Wiederaufbau beschleunigen.

Extragenitale Ursachen

Alle zu einer primären Amenorrhö führenden extragenitalen Erkrankungen können auch eine sekundäre Amenorrhö nach sich ziehen. Unter den Endokrinopathien sind insbesondere Störungen der Schilddrüsen- und der Nebennierenrindenfunktion zu erwähnen.

3.3 Dysmenorrhö und prämenstruelles Syndrom

3.3.1 Dysmenorrhö

Unter Dysmenorrhö oder Algomenorrhö versteht man schmerzhafte Menstruationen, die mit Krämpfen und Kreuzschmerzen, aber auch mit Übelkeit, Schwindel, Erbrechen, Durchfällen, Kopfschmerzen und Reizbarkeit einhergehen können. Die Beschwerden beginnen meist mit der Regelblutung oder kurz davor und halten 1–2 Tage, gelegentlich aber auch während der ganzen Periode an. Sie können so stark sein, daß Arbeitsunfähigkeit besteht.

Nach dem erstmaligen Auftreten unterscheidet man zwischen primärer Dysmenorrhö mit seit der Menarche bestehenden Schmerzen und sekundärer Dysmenorrhö, welche sich erst im Laufe der späteren Jahre äußert.

Pathogenese. Die primäre Dysmenorrhö ist überwiegend psychogen bedingt, Ablehnung der Frauenrolle und der Sexualität, Beziehungsprobleme und Menstruationsbeschwerden bei der Mutter oder den Geschwistern sind mögliche Ursachen. Die schmerzhaften Uteruskontraktionen selbst werden in erster Linie auf eine verstärkte östrogeninduzierte Bildung von Prostaglandin $F_{2\alpha}$ im Endometrium zurückgeführt, wobei dieser Mechanismus nur bei ovulatorischen Zyklen zum Tragen kommt. Mechanische Faktoren wie Mißbildungen, die früher oft überschätzte Hypoplasie oder die fixierte Retroflexio des Uterus, sind von untergeordneter Bedeutung.

Die sekundäre Dysmenorrhö ist dagegen meistens organisch bedingt. In erster Linie ist an eine Endometriose zu denken, namentlich an eine Adenomyosis uteri (s. Kap. 3.6.3). Auch intramurale und submuköse Myome kommen als Ursache in Betracht, wesentlich seltener sind Entzündungen und Narbenstenosen der Zervix.

Diagnostik. Bei primärer Dysmenorrhö lassen sich die Ursachen meist nur vermuten, auch psychoanalytische Bemühungen sind wenig ergiebig. Von Bedeutung sind Anamnese und sorgfältige gynäkologische Untersuchung. Vermutete organische Veränderungen lassen sich sonographisch, hysteroskopisch oder laparoskopisch verifizieren. Laboruntersuchungen sind kaum sinnvoll.

Therapie. In leichten Fällen genügen Analgetika und Spasmolytika. Besonders bewährt haben sich Prostaglandinsynthetasehemmer wie Mefenaminsäure (Ponstan), Indometacin (Amuno, Indozid), aber auch Acetylsalicylsäure (Aspirin). Opiate sind wegen der raschen Gewöhnung und der Suchtgefahr kontraindiziert. Bei primärer Dysmenorrhö sind Ovulationshemmer sehr erfolgversprechend, auch eine Behandlung mit einem schwachen Gestagen wie Dydrogesteron (Duphaston) in einer Dosierung von 10–20 mg pro Tag jeweils vom 5. bis. 25. oder 16. bis. 25. Zyklustag kann zum Ziel führen. Bei ausgeprägten neurotischen Störungen muß eine einfache Psychotherapie erwogen werden.

Organische Erkrankungen, wie Endometriose und Myome erfordern eine Therapie des Grundleidens, ggf. auch mittels operativer Verfahren.

3.3.2 Das prämenstruelle Syndrom

Das prämenstruelle Syndrom umfaßt eine Vielzahl körperlicher und psychischer Beschwerden, die besonders in den letzten 10 Tagen des Zyklus auftreten. Im Vordergrund stehen Stimmungsveränderungen wie Reizbarkeit, Angst, Unruhe und Depressionen, im weiteren wird oft über Völlegefühl, Meteorismus, Obstipation und Kopfschmerzen geklagt. Die Brüste sind gespannt und schmerzhaft, die Brustwarzen oft sehr empfindlich. Die prämenstruell vermehrte Wasserretention kann zu Ödemen des Gesichts, der Hände und der Unterschenkel führen und mit einem erheblichen Gewichtsanstieg verbunden sein. In geringem Maße sind manche dieser Erscheinungen noch physiologisch, nur 5–10% der betroffenen Frauen sind behandlungsbedürftig.

Pathogenese. Die Ursache des prämenstruellen Syndroms ist nicht genau bekannt, wird jedoch gerne als psychoneuroendokrine Dysfunktion umschrieben. Für die klinische Symptomatik ausschlaggebend ist die vermehrte extrazelluläre Wassereinlagerung, der möglicherweise eine vermehrte Aldosteronsekretion zugrunde liegt. Diese könnte ihrerseits Folge eines veränderten Östrogen-Gestagen-Verhältnisses, namentlich eines relativen Progesteronmangels in der zweiten Zyklushälfte sein. Diskutiert werden auch Störungen der kapillären Permeabilität, der Prostaglandinsynthese und der Endorphinsekretion. Auffallend ist in manchen Fällen die Persönlichkeitsstruktur, welche für die neurovegetative Dysfunktion mitverantwortlich sein könnte.

Diagnostik. Wesentlich sind die anamnestischen Angaben, die Symptomatik und die Gewichtskontrolle, auch die psychische Verfassung ist von Bedeutung. Laboruntersuchungen sind oft wenig ergiebig, gelegentlich finden sich erhöhte Prolaktinwerte oder eine relativ erniedrigte Progesteronsekretion.

Therapie. Angesichts der unklaren, zweifellos multifaktoriellen Genese ist die Behandlung überwiegend symptomatisch. Im Vordergrund stehen salzarme Diät und Einschränkung der Flüssigkeitszufuhr in der zweiten Zyklushälfte. In schweren Fällen können Diuretika wie Hygroton und Lasix oder der Aldosteronantagonist Aldactone eingesetzt werden. Überraschende Erfolge erbringen in vielen Fällen orale Gestagene, wie Medroxyprogesteronacetat (Clinofem, Prodafem, Farlutal) oder Lynestrenol (Orgametril), die in einer Dosierung von 5–10 mg täglich vom 16. bis 25. Zyklustag verschrieben werden. Ebenso kann eine mehrmonatige Behandlung mit einem niedrigdosierten gestagenbetonten Ovulationshemmer (Marvelon, Femovan, Gynera) von Nutzen sein. Schließlich lassen sich die Beschwerden nicht selten mit Prolaktinhemmern (Pravidel, Parlodel, Dopergin) günstig beeinflussen. In jedem Fall ist zudem eine verständnisvolle psychologische Betreuung von Bedeutung.

3.4 Hyperprolaktinämie

Störungen der Prolaktinsekretion gehören zu den häufigsten Ursachen von Zyklusanomalien und Kinderlosigkeit, erhöhte Werte finden sich bei über 15% aller sekundären Amenorrhöen und weiblichen Sterilitätsfällen. Auch Galaktorrhö ist überwiegend durch Hyperprolaktinämie bedingt (s. Kap. 3.7.5).

Pathogenese. Hyperprolaktinämie kann funktionell oder tumorbedingt sein. Unter anderem führen akuter Streß, Reizung der Brustwarzen, schmerzhafte Blutentnahmen, aber auch psychische Erkrankungen zu vermehrter Prolaktinsekretion. Dasselbe gilt für zahlreiche Medikamente, insbesondere Neuroleptika, Antidepressiva, Antihypertensiva und Sexualhormone. Weitere mögliche Ursachen sind andere Endokrinopathien, so die primäre Hypothyreose, welche mit einer kompensatorisch vermehrten TRH-Sekretion einhergeht. Bedeutungsvoller sind prolaktinsezernierende Mikro- und Makroadenome des Hypophysenvorderlappens, welche auch als Prolaktinome bezeichnet werden. Schließlich können auch suprasellare Tumoren und Kraniopharyngeome zu Hyperprolaktinämie führen, indem sie den Hypophysenstiel lädieren und so die Hemmung der Prolaktinfreisetzung durch Dopamin und andere Neurotransmitter verunmöglichen.

Abklärung. Die Bestimmung von Prolaktin ist in allen Fällen von Oligo- und Amenorrhö, Galaktorrhö und Sterilität unerläßlich. Bei erhöhten Werten ist eine sorgfältige Anamnese zu erheben, wobei v.a. psychische Faktoren und die Einnahme von Medikamenten von Interesse sind. In jedem Fall sollten die Brüste hinsichtlich Preßsaft untersucht werden.

Bei nur leicht erhöhten Prolaktinwerten kann zur weiteren Differenzierung ein TRH-Test, welcher auch eine Hypothyreose erkennen läßt, oder ein Metoclopramidtest (s. Kap. 2.5.4, 2.5.7) vorgenommen werden. Bei mehrfach über 40 ng/ml (µg/l) erhöhten Werten muß zum sicheren Ausschluß eines Hypophysenadenoms oder eines suprasellären Tumors eine radiologische Beurteilung mittels Computertomographie erfolgen. Noch aussagekräftiger ist in dieser Hinsicht die Kernspintomographie, welche auch Mikroprolaktinome von wenigen Millimetern Durchmesser sicher erkennen läßt (s. Kap. 2.3.6).

Bei Makroprolaktinomen kann es insbesondere in der Schwangerschaft zu Druckerscheinungen im Bereiche des Chiasma opticum kommen, die sich in einer bilateralen Hemianopsie äußern. In solchen Fällen ist die Gesichtsfeldbestimmung mittels Perimetrie durch den Augenarzt unerläßlich.

Therapie. Leichte Hyperprolaktinämien müssen nicht unbedingt behandelt werden, es sei denn bei Kinderwunsch. In solchen Fällen werden Dopaminagonisten wie Bromocriptin (Pravidel, Parlodel, Serocryptin), Lisuridhydrogenmaleat (Dopergin) oder Metergolin (Liserdol) eingesetzt (Abb. 77). Die durchschnittlichen Dosierungen der 3 Präparate betragen 3 × 1,25 mg, 3 × 0,2 mg und 3 × 4 mg pro Tag. Wegen der anfänglich nicht allzu seltenen Nebenwirkungen, insbesondere Übelkeit, Schwindelgefühl und Erbrechen, gelegentlich auch Blutdruckabfall, wird die Therapie einschleichend, wenn möglich abends begonnen und dann kontinuierlich bis zum Eintritt einer Schwangerschaft fortgesetzt. Die Einstellung sollte erstmals nach einigen Wochen, später in halbjährlichen Abständen überprüft und ggf. angepaßt werden, wobei die Blutentnahme frühestens 4 h nach Einnahme der letzten Tablette erfolgen darf. Optimal sind Werte zwischen 5 und 10 ng/ml (µg/l), da eine zu starke Suppression die Ovarialfunktion ebenfalls beeinträchtigen kann.

Bei Prolaktinomen stehen zwei Wege offen. Bei kleineren Adenomen ist eine langdauernde mittel- bis hochdosierte

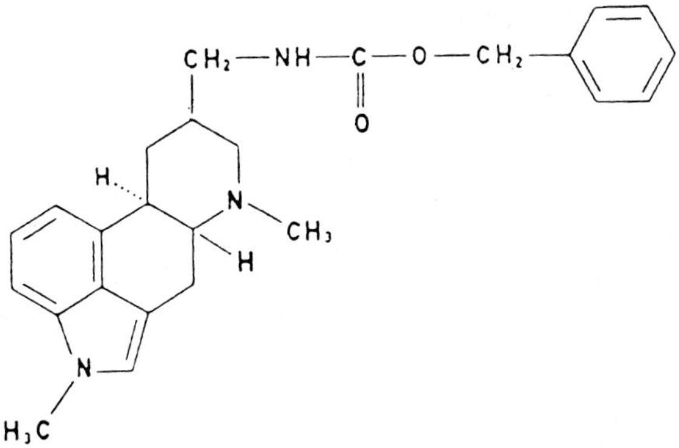

Abb. 77a–c. Prolaktinhemmer (Dopaminagonisten). **a** Bromokriptin (Pravidel, Parlodel). **b** Lisuridhydrogenmaleat (Dopergin). **c** Metergolin (Liserdol)

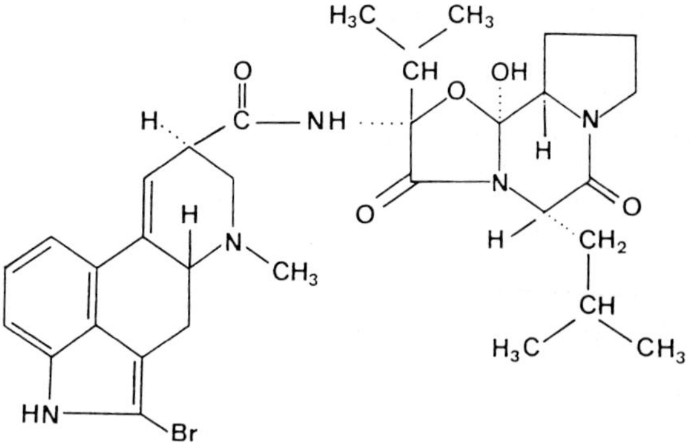

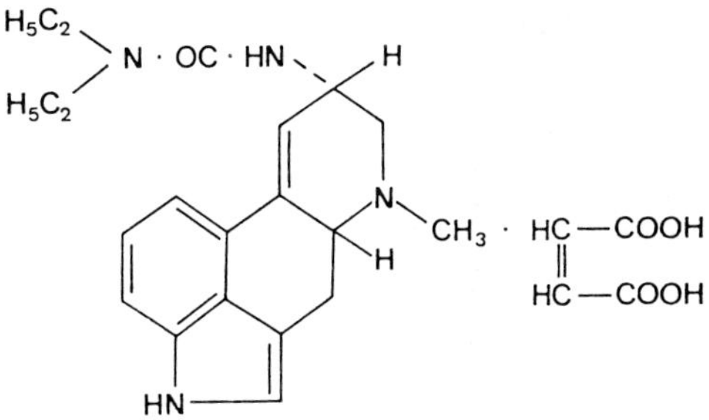

Behandlung mit einem Prolaktinhemmer indiziert, die in manchen Fällen antiproliferativ wirkt und zur Regression des Tumors führt. Bei Makroadenomen von mehr als 10 mm Durchmesser muß die transsphenoidale Resektion durch einen erfahrenen Neurochirurgen in Betracht gezogen werden. Dasselbe gilt bei Unverträglichkeit von Prolaktinhemmern sowie für therapierefraktäre Fälle. Strahlenbehandlungen stehen nur noch bei rasch progredienten oder invasiven Rezidiven zur Diskussion.

Wird bei prolaktinbedingten Zyklusstörungen wegen fehlendem Kinderwunsch oder Nebenwirkungen auf Prolaktinhemmer verzichtet, dann sollte bei ausgeprägtem Östrogendefizit u.a. zur Osteoporoseprophylaxe eine sequentielle Östrogen-Gestagen-Substitution durchgeführt werden.

3.5 Androgenisierung

3.5.1 Begriffe und Ursachen

Unter Androgenisierung versteht man alle unerwünschten Auswirkungen der männlichen Geschlechtshormone bei der Frau. Leichte Formen sind überaus häufig, sie äußern sich in Akne und Seborrhö, nicht selten aber auch in Haarausfall vom androgenetischen Typ. Bedeutungsvoller ist die als Hirsutismus bezeichnete Vermehrung der Gesichts- und Körperbehaarung nach männlichem Verteilungsmuster (Abb. 78a–c). In schweren Fällen kann es zu einer eigentlichen Virilisierung kommen, welche durch Vertiefung der Stimme, Klitorishypertrophie, Zunahme der Muskulatur und Defeminisierung gekennzeichnet ist (Abb. 79).

Androgenisierungserscheinungen können durch erhöhte Androgenproduktion des Ovars oder der Nebennierenrinde, selten einmal auch durch langdauernde Behandlung mit Androgenen bedingt sein. Häufig fehlt allerdings eine laborchemisch faßbare Hyperandrogenämie. Solchen Fällen, die als **periphere Androgenisierung** bezeichnet werden, dürfte eine verstärkte lokale Konversion von Testosteron in Dihydrotestosteron

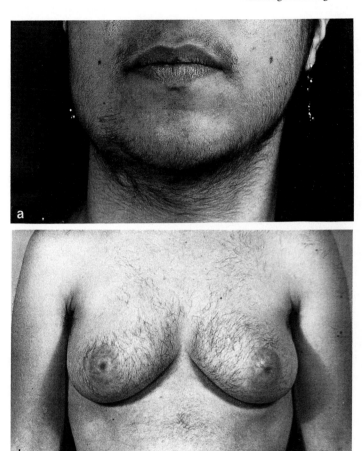

Abb. 78a–c. Hirsutismus

zugrunde liegen, welchem eine besonders hohe Affinität zu den zytoplasmatischen Androgenrezeptoren der Haarfollikel zukommt. Schließlich ist auch die Bindung der Androgene an Transportproteine, insbesondere an das in der Leber gebildete SHBG (sexhormonbindendes Globulin), von Bedeutung, indem

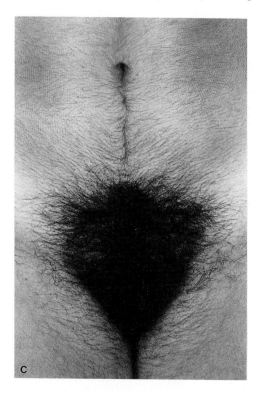

Abb. 78c

sich bei ungenügender Konzentration der Anteil des freien, bioverfügbaren Testosterons erhöht.

3.5.2 Klinik androgenetischer Störungen

Akne und Seborrhö

Pathogenese. Acne vulgaris ist ein sehr häufiges Leiden und betrifft v.a. junge Frauen mit entsprechender genetischer Disposition. Ursache ist eine vermehrte Talgproduktion in den Talgdrüsen, die unter dem Einfluß verschiedener Hormone,

Androgenisierung 123

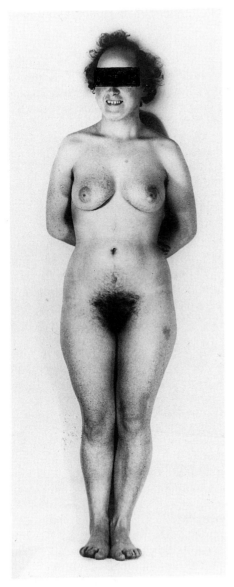

Abb. 79. Virilisierung (31 J.)

v.a. aber der Androgene steht. Daneben können auch exogene Noxen zu Akne führen.

Diagnostik. Bei vielen Frauen steht die Seborrhö im Vordergrund, dabei wird oft auch über stark fettendes Kopfhaar geklagt. In leichten Fällen von Akne überwiegen geschlossene oder offene Komedonen (Acne comedonica), in schwereren führen zusätzliche entzündliche Veränderungen zur Bildung von Papeln und Pusteln (Acne papulopustulosa). Prädilektionsstellen sind Gesicht, Schulter und Brustausschnitt (Abb. 80). Die Diagnose erfolgt nach Anamnese und dermatologischen Kriterien. Wenn keine anderen Androgenisierungserscheinungen oder Hinweise auf endokrine Störungen bestehen, erübrigen sich Hormonanalysen.

Therapie. Grundsätzlich wird bei der endogenen Akne zunächst der topischen Behandlung Priorität eingeräumt. Bei ungenügendem Erfolg lokaler Maßnahmen empfiehlt sich eine niedrigdosierte Antiandrogentherapie, die innerhalb von 3–6 Monaten in über 90% der Fällen zu einer nachhaltigen Besserung oder zum völligen Verschwinden der Effloreszenzen und der Seborrhö führt.

Auch wenn verschiedene Gestagene eine schwache antiandrogene Wirkung aufweisen, kommen für therapeutische Zwecke derzeit lediglich Cyproteronacetat und Chlormadinonacetat in Betracht (Abb. 81). Ein geeignetes Handelspräparat ist Diane 35, das in einer Monatspackung 21 Tabletten zu 0,035 mg Ethinylestradiol und 2 mg Cyproteronacetat enthält. Alternativ steht auch das zweistufig aufgebaute Neo-Eunomin zur Wahl, das sich aus 11 Tabletten zu 0,05 mg Ethinylestradiol und 1 mg Chlormadinonacetat und weiteren 11 Tabletten zu 0,05 mg Ethinylestradiol und 2 mg Chlormadinonacetat zusammensetzt (Abb. 82).

Beide Präparate sind ovulationshemmend und können auch kontrazeptiv eingesetzt werden. Ihre antiandrogene Wirkung beruht nicht nur auf der kompetitiven Hemmung der Androgene am Rezeptor, sondern auch auf der Suppression der ovariellen Androgensekretion, zudem wird durch das unter dem Einfluß

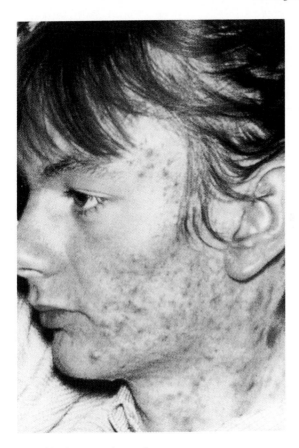

Abb. 80. Acne papulopustulosa

von Ethinylestradiol vermehrt gebildete SHBG bioverfügbares Testosteron gebunden.

Androgenetische Alopezie

Pathogenese. Ein verstärkter Ausfall der Kopfhaare kann durch periphere Androgenisierung allein verursacht sein, aber auch auf

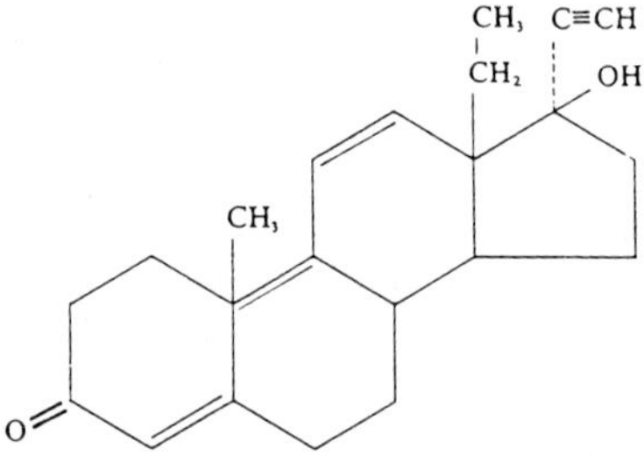

Abb. 81a,b. Antiandrogene **a** Cyproteronacetat (Androcur) **b** Chlormadinonacetat (Gestafortin)

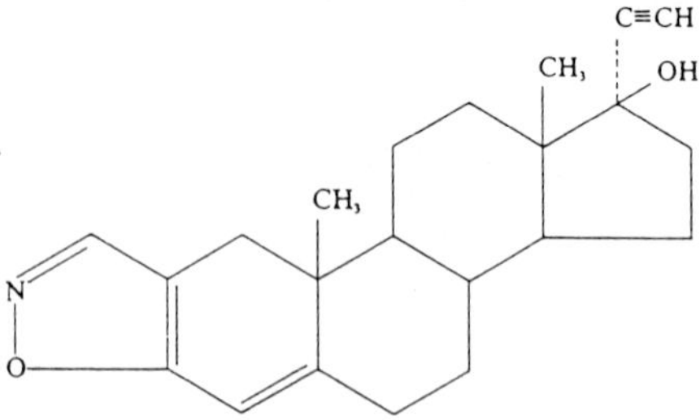

ovariell oder adrenal bedingte hyperandrogenämische Störungen zurückzuführen sein.

Diagnostik. Charakteristisch ist ein verstärktes frontoparietales Effluvium, das bis zum Vollbild der androgenetischen Alopezie gehen kann (Abb. 83). Die Diagnostik erfordert ausreichende dermatologische Erfahrung, zur genauen Beurteilung wird in der Regel ein Trichogramm vorgenommen. Zum Ausschluß einer Hyperandrogenämie empfiehlt sich eine Bestimmung von Testosteron und Dehydroepiandrosteronsulfat.

Therapie. Zur lokalen Behandlung hat sich Minoxidil in topischer Lösung (Regaine, Neocapil) bewährt, das bei 40% der Fälle innerhalb von 4–8 Monaten zum Nachwachsen neuer Terminalhaare führt und bei der Mehrzahl der Patientinnen

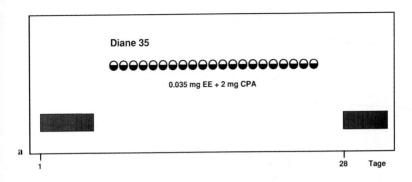
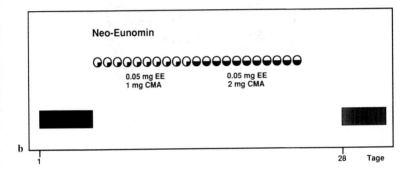

Abb. 82a,b. Antiandrogentherapie bei leichten Androgenisierungserscheinungen
a Diane 35 **b** Neo-Eunomin

zumindest den progressiven Haarausfall stoppt. Ähnlich wirkungsvoll ist die in gleicher Weise wie bei Akne und Seborrhö durchgeführte niedrigdosierte Antiandrogentherapie (Abb. 82). Bei schweren Fällen oder nach längerer, erfolgloser Behandlung sind höhere Dosierungen angezeigt (Abb. 85).

Idiopathischer Hirsutismus

Pathogenese. Dem idiopathischen oder konstitutionellen Hirsutismus liegt meist eine periphere Androgenisierung zugrunde.

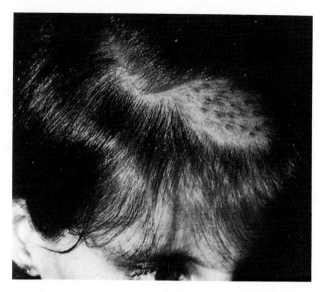

Abb. 83. Androgenetische Alopezie

Differentialdiagnostisch abzugrenzen sind hyperandrogenämische Formen, wie das Syndrom der polyzystischen Ovarien und das adrenogenitale Syndrom (s. Kap. 3.5.2).

Diagnostik. Der Anamnese kommt große Bedeutung zu, da diese Form des Hirsutismus üblicherweise bereits in der Adoleszenz in Erscheinung tritt und in der Regel nicht mit Zyklusstörungen einhergeht. Der Haarwuchs verstärkt sich oft zuerst an Oberlippe, Kinn und Wangen, fast immer betroffen sind die Extremitäten sowie die Schambehaarung, die wie beim Mann als Haarstraße gegen den Nabel zieht und zudem auf die Vorder- und Innenseite der Oberschenkel übergreift. In schweren Fällen kann es auch zu störender Behaarung der Brust und des Gesäßes kommen. Es empfiehlt sich, die Ausdehnung in einem Score festzuhalten, damit der weitere Verlauf und der Therapieerfolg beurteilt werden können, wofür sich beispielsweise das Schema von Ferriman und Gallwey eignet (Abb. 84).

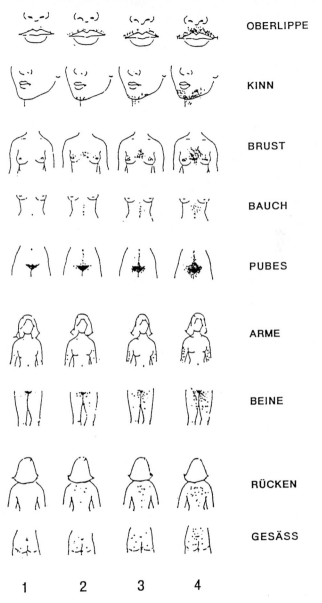

Abb. 84. Klassifizierung des Hirsutismus nach Ferriman und Gallwey

Außer bei sehr leichten Fällen ist eine gynäkologische Untersuchung anzustreben, wenn immer möglich sollte zudem eine vaginalsonographische Beurteilung der Ovarien durchgeführt werden (s. Kap. 2.3). Zum Ausschluß hyperandrogenämischer Störungen ist außerdem die frühzyklische Bestimmung von Testosteron und Androstendion als ovarielle, sowie von Dehydroepiandrosteronsulfat und 17α-Hydroxyprogesteron als adrenale Parameter angezeigt.

Therapie. Angesichts der langen Dauer und der Kosten einer hochdosierten Antiandrogentherapie stehen bei nur leicht vermehrter Behaarung Epilationsverfahren im Vordergrund. Präparate wie Diane 35 können adjuvant eingesetzt werden. Bei ausgeprägtem Hirsutismus ist dagegen eine Kombination mit wesentlich höheren Antiandrogendosierungen notwendig. Dazu werden in den ersten 10 Einnahmetagen des genannten Präparates 50–100 mg Cyproteronacetat, d.h. 1–2 Tabletten Androcur täglich zugesetzt oder am 1. Tag eine Ampulle Androcur Depot zu 300 mg intramuskulär injiziert (Abb. 86). Die Erfolgsraten dieser Behandlung betragen etwa 80%, ein voller Erfolg kann jedoch erst nach 6–12 Monaten erwartet werden, Da Rezidive häufig sind, empfiehlt es sich, nach dieser Zeit die Behandlung prophylaktisch mit Diane 35 weiterzuführen. Zeichnet sich dennoch eine erneute Zunahme des Hirsutismus ab, können zusätzlich 5–10 mg Cyproteronacetat (Androcur-10) während der ersten 15 Einnahmetage verschrieben werden (Abb. 85).

In Ausnahmefällen, etwa bei Therapieresistenz oder Unverträglichkeit, kann auch Spironolacton (Aldactone, Osiren), ein Aldosteronantagonist mit antiandrogener Wirkung, versucht werden. Die Dosierung beträgt üblicherweise 100 mg/Tag jeweils während 3 Wochen, gefolgt von einer 1 wöchigen Pause.

Polyzystische Ovarien

Pathogenese. Das Syndrom der polyzystischen Ovarien (PCO), früher auch als Stein-Leventhal-Syndrom bekannt, hat seit der

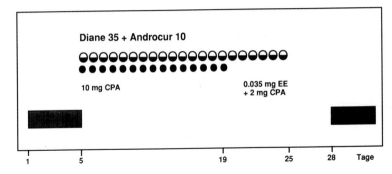

Abb. 85. Antiandrogentherapie bei mittelschwerer Androgenisierung

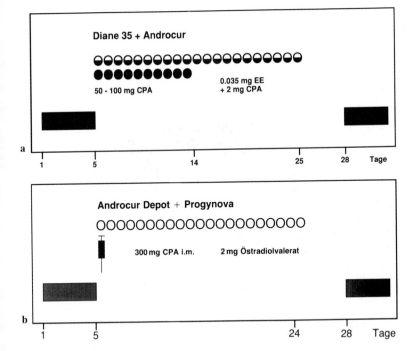

Abb. 86a,b. Hochdosierte Antiandrogentherapie bei schwerer Androgenisierung

Einführung der Vaginalsonographie und differenzierten hormonalen Diagnostik stark an Bedeutung gewonnen; es ist die häufigste Ursache der ovariellen Androgenisierung. Der genaue Pathomechanismus ist immer noch umstritten. Am wahrscheinlichsten ist eine vermehrte, durch Enzymdefekte bedingte ovarielle und/oder adrenale Androgensekretion, welche über die hypothalamisch-hypophysären Steuerungszentren zu einer verstärkten pulsatilen Ausschüttung von LH führt. Dies hat eine inadäquate Stimulation der Ovarien zur Folge, welche charakteristischerweise vergrößert sind und unter der glatten, verdickten, weiß-grauen Kapsel zahlreiche größere oder kleinere Zysten aufweisen (Abb. 87). Funktionell stehen Follikelreifungsstörungen, Anovulation und Hyperandrogenämie im Vordergrund, die in manchen Fällen mit einer peripheren Insulinresistenz und einer Hyperinsulinämie gekoppelt sind.

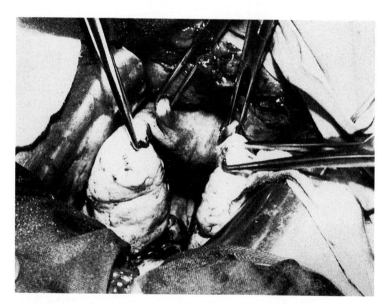

Abb. 87. Polyzystische Ovarien

Diagnostik. Klinische Leitsymptome des klassischen PCO-Syndroms, das bei 1–4% aller Frauen beobachtet wird, sind Hirsutismus (70%), Sterilität (70%), Oligoamenorrhö (50%) und Adipositas (40%), seltener ist eine eigentliche Virilisierung (20%). Neben einer eingehenden allgemeinen und gynäkologischen Untersuchung kommt der hormonalen Abklärung große Bedeutung zu. Infolge der Überproduktion von LH steigt der LH/FSH-Quotient auf 2–4 an, das Testosteron und das Androstendion liegen im obersten Normbereich oder sind mäßig erhöht, das Dehydroepiandrosteronsulfat und das 17α-Hydroxyprogesteron sind wenig verändert, ausgenommen bei Fällen mit adrenaler Komponente. Mittels Ultraschalluntersuchung lassen sich die vergrößerten Ovarien mit den perlschnurartig angeordneten subkapsulären Zysten leicht erkennen und so die Diagnose erhärten (s. Kap. 2.3). Die Laparoskopie, bei welcher auch eine Biopsie vorgenommen werden kann, ist heute meist entbehrlich.

Nicht immer ist das Bild so charakteristisch, vielfach finden sich zunächst lediglich mikropolyzystische Veränderungen der Ovarien mit wenig ausgeprägter Symptomatik.

Therapie. Die hormonale Behandlung steht heute im Vordergrund. Bei leichteren Fällen genügt eine niedrigdosierte kombinierte Antiandrogentherapie. Geeignetstes Präparat ist wiederum Diane 35, womit der Zyklus einreguliert, die Bildung von Zysten verhindert und der Hirsutismus in Grenzen gehalten werden kann. Bei starker Androgenisierung wird zusätzlich jeweils in den ersten 10 Einnahmetagen Androcur in einer Dosierung von 25–100 mg/Tag zugesetzt.

Wesentlich schwieriger ist die Behandlung bei Kinderwunsch, wofür Clomifen (Dyneric, Clomid, Serophene), Menopausengonadotropine (Pergonal, Humegon), FSH (Fertinorm, Metrodin) und pulsatiles GnRH (Lutrelef) verwendet werden können (s. Kap. 3.9). Zu beachten ist das verhältnismäßig hohe Überstimulationsrisiko, weshalb vorsichtige Dosierung und fortlaufende Überwachung unerläßlich sind. Da es unter der Behandlung nicht selten zu einer frühzeitigen LH-Ausschüttung und damit zur Luteinisierung noch unreifer Follikel kommt, ist in solchen Fällen auch eine Downregulation mit einem GnRH-Agonisten zu erwägen, wie dies bei assistierten Fortpflanzungstechniken üblich ist (s. Kap. 3.9.8). Insgesamt lassen sich mit den genannten Methoden Schwangerschaftsraten von über 50% erzielen.

Operative Verfahren, wie die klassische bilaterale Keilexzision, die Spaltung der Kapsel und die Laserung oder Elektrokoagulation der Ovarialoberfläche haben trotz unbestreitbarer Erfolge wenig Bedeutung erlangt, da die Normalisierung der Ovarialfunktion meist nur kurze Zeit anhält und ein erhebliches Risiko für peritubäre und periovarielle Verwachsungen besteht.

Androblastome

Androgenproduzierende Ovarialtumoren sind selten, aufgrund ihres semimalignen Charakters aber doch von klinischer Relevanz. Mit 0,2% aller Ovarialtumoren sind Sertoli-Leydig-Zelltumoren, auch Arrhenoblastome genannt, am häufigsten. Ausgesprochene Raritäten, die allerdings nicht den eigentlichen Androblastomen zugerechnet werden, sind die auch Granulosazellen enthaltenden Gynandroblastome und die gelegentlich bei Gonadendysgenesie gefundenen Gonadoblastome (s. Kap. 3.2.2), welche beide auch Östrogene bilden können.

Diagnostik. Im Vordergrund steht die meist rasch fortschreitende Virilisierung und Defeminisierung, die mit Amenorrhö, Klitorishypertrophie (Abb. 88) und Vertiefung der Stimmlage einhergeht. Hormonanalytisch finden sich unterschiedliche, in der Regel jedoch stark erhöhte Testosteron- und Androstendionspiegel. Das Dehydroepiandrosteronsulfat und das 17α-Hydroxyprogesteron sind oftmals normal, die Gonadotropin- und Östrogenwerte tief. Größere Tumoren können oft bereits bei der bimanuellen Untersuchung erkannt werden, differentialdiagnostisch hilfreich ist die Vaginalsonographie. Sehr kleine Tumoren lassen sich manchmal erst nach Keilspaltung der Ovarien anläßlich der Laparotomie auffinden.

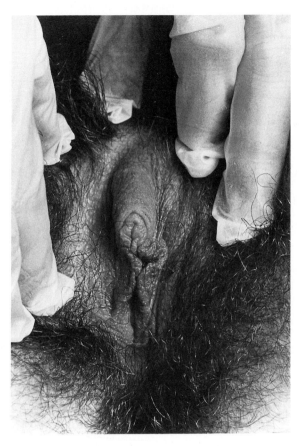

Abb. 88. Klitorishypertrophie

Therapie. Bei auf das Ovar beschränkten Tumoren (Stadium la) wird man sich zumindest im reproduktiven Alter auf eine einseitige Adnexektomie beschränken. In allen anderen Fällen ist eine abdominale totale Hysterektomie mit beidseitiger Adnexektomie angezeigt, wobei zusätzlich eine Chemotherapie diskutiert werden muß.

Adrenale Androgenisierung

Pathogenese. Eine Überproduktion von Androgenen durch die Nebennierenrinde kann auf ein kongenitales oder ein erworbenes adrenogenitales Syndrom (AGS) zurückzuführen sein. Das **kongenitale AGS** beschäftigt in erster Linie den Pädiater. Es ist durch einen angeborenen, autosomal-rezessiv vererbten Enzymmangel der Nebennierenrinde bedingt, der meistens die 21-Hydroxylase, seltener die 11-Hydroxylase und die 3β-Hydroxysteroiddehydrogenase betrifft. Dadurch unterbleibt die Bildung von Cortisol, was einen kompensatorischen Anstieg von ACTH und eine vermehrte adrenale Androgenbildung zur Folge hat (Abb. 89). Der 21-Hydroxylasemangel kann überdies zu einer Verminderung der Mineralokortikoide und damit zu einem Salzverlustsyndrom führen.

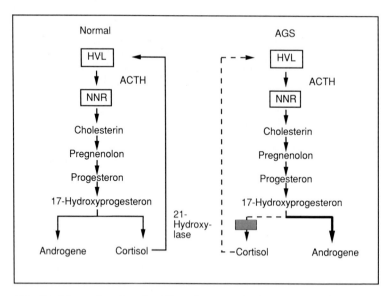

Abb. 89. Schema der adrenalen Biosynthese von Cortisol und von Androgenen bei normalen Frauen und bei durch 21-Hydroxylasemangel bedingtem adrenogenitalen Syndrom (AGS)

Das **erworbene oder postpuberale** AGS ist meist auf eine Hyperplasie der Nebennierenrinde zurückzuführen. Gelegentlich liegt auch ein umschriebenes Adenom oder ein Karzinom zugrunde.

Diagnostik. Das unbehandelte kongenitale AGS führt beim Knaben zu einer Pseudopubertas praecox, beim Mädchen dagegen zu einem intersexuellen äußeren Genitale mit meist stark ausgeprägter Klitorishypertrophie. Unbehandelte Fälle zeigen zudem eine Beschleunigung des Knochenwachstums, einen männlichen Körperbau und einen Hirsutismus, so daß die Diagnose bereits klinisch vermutet werden kann. Laborchemisch finden sich beim 21-Hydroxylasemangel erhöhte 17α-Hydroxyprogesteron-, Dehydroepiandrosteronsulfat- und Testosteronwerte, die sich mit Dexamethason supprimieren lassen (s. Kap. 2.5.5) während es im ACTH-Test zu einem weiteren Anstieg dieser Metabolite kommt.

Das erworbene AGS äußert sich ebenfalls in einer mehr oder weniger ausgeprägten Androgenisierung. Bei schweren Fällen, insbesondere bei Adenomen und bei Karzinomen der Nebennierenrinde, kann es in kurzer Zeit zu Virilisierung und Defeminisierung kommen (Abb. 90), zudem besteht auch eine Amenorrhö.

Die hormonale Abklärung ergibt bei adrenaler Hyperplasie mäßig erhöhte Testosteronwerte, die im Dexamethason-Hemmtest abfallen. Auch das Dehydroepiandrosteronsulfat und das 17α-Hydroxyprogesteron sind in der Regel erhöht, was an einen erst spät manifesten 21-Hydroxylasemangel denken läßt und dann als "late-onset AGS" bezeichnet wird. Ähnlich wie bei der kongenitalen Form steigt bei diesen Fällen das 17α-Hydroxyprogesteron im ACTH-Test stark an (s. Kap. 2.5). Tumoren der Nebennierenrinde sind durch sehr hohe Androgenwerte gekennzeichnet, die sich nicht mit Kortikosteroiden supprimieren lassen. Zur Sicherung der Diagnose und zur Seitenlokalisation sind bildgebende Verfahren unerläßlich, wobei dem Computertomogramm die größte Aussagekraft zukommt, ergänzend aber auch Kernspintomographie und Szintigramm hilfreich sind.

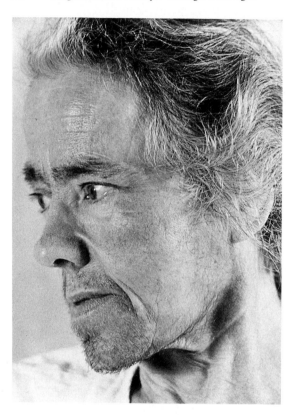

Abb. 90. Virilisierung bei Nebennierenrindenkarzinom (55 J.)

Therapie. Beim kongenitalen AGS ist eine Dauerbehandlung mit Kortison notwendig, beim Kind in der Regel mit 15–25 mg Hydrocortison/m^2 Körperoberfläche in mehreren über den Tag verteilten Dosen. Die Einstellung ist kritisch und sollte einem endokrinologisch erfahrenen Pädiater überlassen werden, um so mehr als u.U. gleichzeitig auch ein Salzverlustsyndrom therapiert werden muß. Bei ausgeprägt intersexuellem Genitale kann eine Klitoris- und Introitusplastik notwendig werden. Im erwachsenen Alter und beim erworbenen AGS wird zur Suppression der erhöhten Androgenproduktion meist Dexamethason oder Prednison in Dosierungen von 0,5–2 mg bzw. 2,5–10 mg/Tag eingesetzt. Auch hier sind regelmäßige hormonale Kontrollen der Einstellung unerläßlich.

Tumoren werden selbstverständlich zum frühestmöglichen Zeitpunkt chirurgisch angegangen, die Prognose ist bei Adenomen günstig, bei Karzinomen meist schlecht.

3.6 Endometriose

3.6.1 Definition und Einteilung

Die Endometriose ist ein klinisch wichtiges Krankheitsbild, das fast ausschließlich im reproduktiven Alter auftritt und durch ektopes, außerhalb des Cavum uteri liegendes endometriales Gewebe gekennzeichnet ist. Je nach Lokalisation unterscheidet man die Endometriosis genitalis interna und externa sowie die Endometriosis extragenitalis mit sehr unterschiedlicher klinischer Symptomatik (Abb. 91).

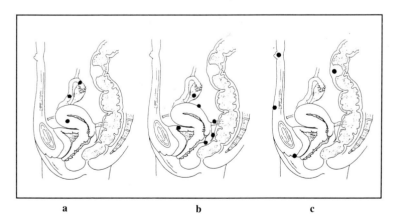

Abb. 91a–c. Häufigste Lokalisation der genitalen und extragenitalen Endometriose. **a** Endometriosis genitalis interna. **b** Endometriosis genitalis externa. **c** Endometriosis extragenitalis

Bei Endometriosis genitalis interna finden sich die Herde im Myometrium, was auch als Adenomyosis uteri bezeichnet wird, oder in den Tuben, bei Endometriosis genitalis externa in den Ovarien, in den Ligamenten und im Douglas, seltener auch in der Vagina oder in der Vulva. Bei der extragenitalen Endometriose können alle möglichen Organe betroffen sein, besonders zu erwähnen sind Harnblase und Darm.

Der Schweregrad der Endometriose wird in der Regel nach einem von der American Fertility Society vorgeschlagenen Punktesystem klassifiziert, welches Lokalisation, Herdgröße und Ausmaß der Verwachsungen umfaßt und eine Einteilung in 4 Stadien ermöglicht. Für Einzelheiten muß auf die Spezialliteratur verwiesen werden.

3.6.2 Pathogenese

Die Entstehung der Endometriose ist umstritten, wobei eine ganze Reihe von Theorien aufgestellt wurde. Die Adenomyose läßt sich am ehesten durch einfaches Tiefenwachstum des Endometriums erklären, andere Endometrioseherde dürften durch Verschleppung zustande kommen, so etwa bei Rückfluß von Menstrualblut in die Tuben und in den Peritonealraum oder bei Operationen mit Eröffnung des Uterus, insbesondere bei Kaiserschnitten. Auch eine lymphogene oder hämatogene Ausbreitung bei gleichzeitig reduzierter immunologischer Reaktivität muß in Betracht gezogen werden. Schließlich wird auch die metaplastische Entstehung an Ort und Stelle aus multipotenten Zellen diskutiert.

Endometrioseherde sind östrogenabhängig, da die Rezeptorkonzentrationen aber teilweise niedriger sind als im normalen Endometrium, sprechen sie nicht immer ausreichend auf Hormonbehandlungen an.

3.6.3 Klinisches Bild

Die Symptomatik ist in erster Linie von der Lokalisation abhängig.

Bei Adenomyosis uteri, bei welcher das Myometrium von Endometrioseherden durchsetzt ist, stehen Blutungsstörungen im Sinne von Hypermenorrhö und Menorrhagien im Vordergrund, die wahrscheinlich auf verminderte Kontraktilität des Uterus zurückzuführen sind. Nicht selten wird auch über schmerzhafte Menstruationen geklagt (s. Kap. 3.3.1).

Die Tubenendometriose stellt eine der wichtigsten mechanischen Sterilitätsursachen dar, insbesondere bei älteren Patientinnen. Sie kann zu knotigen Veränderungen im Isthmusbereich, zu Hämatosalpingen und zu peritubaren Verwachsungen führen, welche die Tubenpassage, aber auch den Eiabnahmemechanismus behindern. Gleichzeitig kommt es gehäuft zu vorzeitiger Luteinisierung, Anovulation, Lutealinsuffizienz und anderen Zyklusstörungen, deren Ursache möglicherweise eine vermehrte Prostaglandinsekretion durch das Endometriosegewebe ist.

Bei Endometriose des Ovars stehen eingeblutete Zysten, die wegen ihrer Farbe als Teer- oder Schokoladezysten bezeichnet werden, im Vordergrund.

Retrozervikal und im Douglas lokalisierte Endometrioseherde gehen oft mit ausgeprägter sekundärer Dysmenorrhö und mit Kohabitationsbeschwerden einher, sie können überdies zu Schmerzen bei der Defäkation führen.

Extragenitale Lokalisationen äußern sich sehr unterschiedlich, charakteristisch sind zyklisch auftretende Beschwerden, die sich oft während der Menstruation verstärken. Bei Blasenendometriose werden neben Dysurie auch perimenstruelle Blutungen beobachtet, bei Darmendometriose können Koliken und Ileuserscheinungen auftreten.

3.6.4 Abklärung

Oft sind bereits die anamnestischen Angaben recht charakteristisch, insbesondere Dyspareunie, Dysmenorrhö und Defäkationsbeschwerden, aber auch diffuse Unterbauch- und Kreuzschmerzen lassen an eine Endometriose denken. Der sorgfältigen gynäkologischen Untersuchung kommt ebenfalls große Bedeutung zu. Gelegentlich lassen sich bereits bei der Spekulumeinstellung im hinteren Scheidengewölbe oder an der Zervix typische, blaurote Knötchen erkennen. Auch rektovaginal läßt sich die Diagnose oft aufgrund des Palpationsbefundes und der Schmerzangabe vermuten.

Wichtigste Untersuchungsmethode ist die Laparoskopie (s. Kap. 2.3.4), welche eine genaue Beurteilung von Lokalisation und Ausdehnung der Herde erlaubt. Wenn möglich, sollten dabei auch Biopsien zur histopathologischen Verifizierung vorgenommen werden.

Laboruntersuchungen haben geringe Bedeutung, der klinische Wert von CA 125, eines Tumorantigens als Marker des Therapieerfolges, ist noch umstritten.

3.6.5 Therapie

Je nach Ausdehnung und Lokalisation erfolgt die Behandlung hormonal, operativ oder kombiniert.

Das Prinzip der medikamentösen Therapie, das v.a. bei kleineren, disseminierten Herden, oft aber auch vor oder nach einer operativen Therapie indiziert ist, besteht in einer reversiblen Ausschaltung der ovariellen Östrogenproduktion durch Antigonadotropine wie Danazol und Gestrinon oder durch GnRH-Agonisten.

Danazol (Winobanin, Danatrol, Danokrin) ist ein peroral wirksames Steroid mit schwacher androgener Partialwirkung (Abb. 92), das in Dosierungen von 400–800 mg täglich über einen Zeitraum von 6 Monaten verabfolgt wird. Um Blutungsstörungen zu vermeiden, sollte die Behandlung am 1. Zyklustag beginnen. Es empfiehlt sich, die Einstellung nach spätestens 1 Monat anhand einer Östradiolbestimmung zu überprüfen, bei Werten über 30 ng/ml bzw. 100 pmol/l sollte die Dosis angehoben werden. Nebenwirkungen sind verhältnismäßig häufig, bei ca. 80% der Patientinnen treten als Folge des Östrogenentzugs Hitzewallungen ein, öfter wird auch über Gewichtszunahme, vaginale Trockenheit, Libidoverlust, Kopfschmerzen und

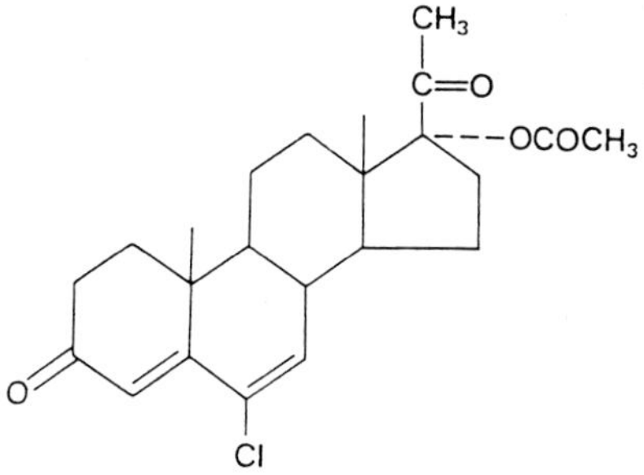

Abb. 92a,b. Antigonadotropine: **a** Danazol (Winobanin, Danatrol). **b** Gestrinon (Nemestran)

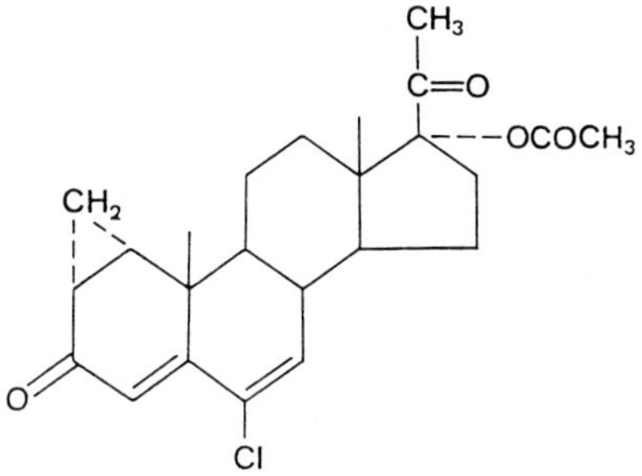

Seborrhö geklagt. Die Erfolgsraten bewegen sich je nach Kriterien zwischen 60 und 90%, Rezidive sind jedoch häufig.

Ein zweites Präparat mit ähnlicher Wirkung ist Gestrinon (Nemestran), ein synthetisches 19-Norsteroid. Aufgrund der langen Halbwertszeit beträgt die Dosierung lediglich 2 × 2,5 mg pro Woche, wiederum beginnend am 1. Zyklustag. Behandlungsdauer, Kontrollen, Nebenerscheinungen und Erfolgsraten sind vergleichbar.

Vor allem bei subjektiven Beschwerden kann auch eine reine Gestagentherapie erwogen werden. Die üblichen Tagesdosierungen von 5–10 mg führen zu einer Dezidualisierung und Atrophie der Endometrioseherde, die objektiven Ergebnisse sind allerdings denen der Antigonadotropine unterlegen.

Die modernste, inzwischen hinlänglich erprobte Therapie sind GnRH-Agonisten (Abb. 93), die eine vollständige, zeitlich begrenzte Suppression der hypophysären Gonadotropine und damit der Ovarialfunktion ermöglichen. Zur Auswahl stehen Nasensprays mit Buserelin (Suprefact, Suprecur), das in Dosierungen von 3 × 300 µg täglich verwendet wird. Bequemer sind Depotpräparate, die Triptorelin (Decapeptyl Depot, Decapeptyl Retard) oder Goserelin (Zoladex) enthalten und nur einmal monatlich injiziert werden müssen. Die Erfolgsraten entsprechen denen anderer medikamentöser Therapien, mit Rezidiven muß ebenfalls gerechnet werden. Hitzewallungen und Schweißausbrüche sind häufig, andere Nebenwirkungen dagegen unbedeutend. Bei langdauernder Behandlung besteht ein erhöhtes Osteoporoserisiko.

Größere Herde lassen sich nicht auf hormonalem Wege angehen, operative Pelviskopie, Elektro- oder Thermokoagulation sowie Laservaporisation stehen im Vordergrund. Ablative Eingriffe sind bei jüngeren Frauen zu vermeiden. Bei Sterilitätsfällen ist mikrochirurgische Technik erforderlich (s. Kap. 3.9.9), alternativ sind andere assistierte Fortpflanzungstechno-

GnRH-ANALOGA

1	2	3	4	5	6	7	8	9	10	
PYR	HIS	TRP	SER	TYR	GLY	LEU	ARG	PRO	GLY-NH$_2$	GnRH

D-LEU	NHCH$_2$CH$_3$	LEUPRORELIN (Carcinil)
D-TRP	NH$_2$	TRIPTORELIN (Decapeptyl)
D-SER (BU^t)	NHCH$_2$CH$_3$	BUSERELIN (Suprecur, Suprefact)
D-SER (BU^t)	NHNHCO$_2$NH$_2$	GOSERELIN (Zoladex)

Abb. 93. Handelsübliche GnRH-Agonisten

logien wie GIFT und IVF (s. Kap. 3.9.8) in Erwägung zu ziehen.

3.7 Mammaerkrankungen

3.7.1 Mammahypoplasie

Pathogenese. Mangelhafte Entwicklung der Brüste (Abb. 94) ist überwiegend konstitutionell bedingt, wobei eine verminderte Ansprechbarkeit des Parenchyms auf Östrogene und Gestagene angenommen werden muß. Im weiteren kann Mammahypoplasie Ausdruck eines Hypogonadismus sein, doch äußert sich die Ovarialinsuffizienz in solchen Fällen auch in einer Hypoplasie der Genitalorgane und in Amenorrhö.

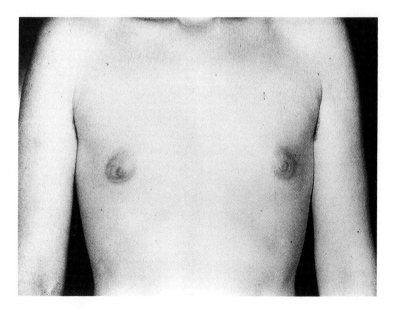

Abb. 94. Mammahypoplasie (22 J.)

Abklärung. Bei Hypogonadismus ist eine umfassende hormonale Abklärung und Kariotypisierung unerläßlich (s. Kap. 2.2.9), sonst genügt die klinische Untersuchung.

Therapie. Bei konstitutioneller Hypoplasie hat die medikamentöse Behandlung wenig Aussicht auf Erfolg. Lokal applizierte östrogenhaltige Salben, beispielsweise Oestrogel, können zu einer leichten, meist jedoch nur vorübergehenden Größenzunahme führen. Gute Ergebnisse sind bei Hypogonadismus zu erwarten, wobei dann ohnehin eine substitutive Behandlung mit einem sequentiellen Östrogen-Gestagen-Präparat wie Cyclo-Progynova (Cyclacur) oder Trisequens indiziert ist.

In ausgeprägten Fällen kann eine Augmentationsplastik erwogen werden, auch wenn die Spätresultate nicht immer sehr zufriedenstellend sind.

3.7.2 Mammahyperplasie

Pathogenese. Die oft bereits mit der Pubertät einsetzende, in der Regel beidseitige Hyperplasie der Brüste betrifft gewöhnlich sowohl das Drüsenparenchym wie das Fettgewebe. Sie geht nicht selten mit Adipositas einher und dürfte auf eine rezeptorbedingte, überschießende Reaktion auf weibliche Sexualhormone und Prolaktin zurückzuführen sein. In schweren Fällen, welche als Gigantomastie bezeichnet werden (Abb. 95), treten Dehnungsschmerzen und sogar Nekrosen auf, fast immer kommt es dabei früher oder später zur Mastoptose und zu Rückenschmerzen infolge Fehlhaltung.

Abklärung. Die übliche Hormonanalytik zeigt meist keine Besonderheiten, die Östrogen- und Prolaktinwerte sind kaum erhöht. In der Regel genügt daher die klinische Untersuchung, in besonderen Fällen kann zum Ausschluß mastopathischer Veränderungen eine Mammographie indiziert sein.

Therapie. Auf längere Sicht ist eine medikamentöse Behandlung wenig erfolgversprechend, allenfalls kann eine Suppression des

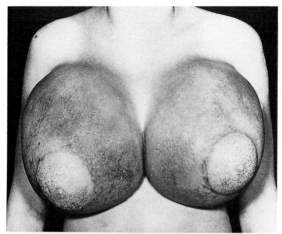
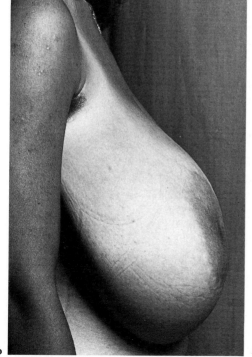

Abb. 95a,b. Gigantomastie

Prolaktins mittels Dopaminagonisten (Pravidel, Parlodel, Dopergin) oder der ovariellen Östrogene mittels Danazol (Winobanin, Danatrol, Danakrin) oder GnRH-Agonisten in Betracht gezogen werden (s. Kap. 3.6.5). Bei schweren Fällen bleibt in der Regel nur die operative Reduktionsplastik.

3.7.3 Mastodynie

Unter diesem Begriff wird eine schmerzhafte Spannung der Brüste, v.a. in der zweiten Zyklushälfte verstanden.

Pathogenese. Meist handelt es sich um funktionelle, überwiegend hormonal bedingte Beschwerden, welche mit verstärkter Auflockerung und Hyperämie der Brüste einhergehen. Mastodynie ist auch ein Leitsymptom des prämenstruellen Syndroms (s. Kap. 3.3.2), womit psychogene Ursachen nicht ganz von der Hand zu weisen sind. Wie bei diesem ist möglicherweise auch eine erhöhte basale Prolaktinsekretion oder ein relativer Progesteronmangel in der zweiten Zyklushälfte von Bedeutung. Nicht zuletzt gehört Brustspannen zu den unerwünschten Nebenwirkungen der oralen Kontrazeption und der Hormonsubstitution in der Postmenopause.

Auch organische Veränderungen können eine Rolle spielen, in jedem Fall ist eine fibrozystische Mastopathie (s. Kap. 3.7.4) auszuschließen.

Abklärung. Im Vordergrund steht die sorgfältige Palpation, bei unregelmäßigem, körnigem Drüsenkörper ist zudem eine Mammographie angezeigt. Besonders bei gleichzeitig bestehender Galaktorrhö sollte eine Prolaktinbestimmung veranlaßt werden, andere Hormonanalysen sind wenig aussagekräftig.

Therapie. Oftmals überraschend gute Ergebnisse erbringen zyklisch, vorzugsweise vom 16. bis 25. Zyklustag verabfolgte oral wirksame Gestagene, wie Medroxyprogesteronacetat (Clinovir, Prodafem, Farlutal), Medrogeston (Prothil, Colpro) oder Lynestrenol (Orgametril) in Dosierungen von 5–10 mg/

Tag. Ebenfalls recht wirksam ist in manchen Fällen die lokale perkutane Applikation von Progesteron, am einfachsten in Form von Progestogel. Die Behandlung erfolgt ebenfalls diskontinuierlich, wobei in der Regel 5 g Gel pro Tag während der zweiten Zyklushälfte aufgetragen werden. Alternativ kommen auch Prolaktinhemmer wie Pravidel (Parlodel) oder Dopergin in niedriger Dosierung in Betracht.

3.7.4 Mastopathie

Unter dem Begriff der fibrozystischen Mastopathie werden mit Verdichtungen, Knoten und Zysten einhergehende Gewebeveränderungen der Brüste zusammengefaßt (Abb. 96). Histopathologisch unterscheidet man verschiedene Schweregrade, denen auch prognostische Bedeutung zukommt. Beim Grad I mit nur geringer Dysplasie fehlen Epithelproliferationen, beim Grad II liegen solche vor, jedoch ohne Zellatypien; bei Grad

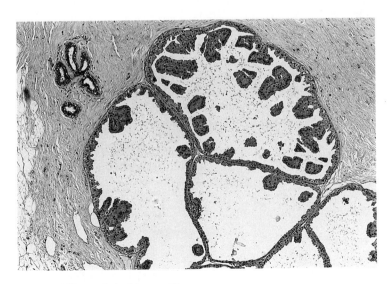

Abb. 96. Fibrozystische Mastopathie

III, der einer schweren Dysplasie entspricht, finden sich intraduktale und intraazinöse atypische Epithelproliferationen, die differentialdiagnostisch gegenüber einem präinvasiven neoplastischen Prozeß abgegrenzt werden müssen.

Pathogenese. Die Ursache der Mastopathie ist nicht restlos geklärt, zweifellos spielt eine verstärkte oder verlängerte Östrogeneinwirkung eine wichtige Rolle, wie sich dies auch tierexperimentell zeigen ließ. Dabei kommt es zu einer Dysregulation der zyklischen Veränderungen, die Milchgänge und Drüsen vergrößern sich, das intralobuläre Bindegewebe vermehrt sich und sklerosiert, schließlich entstehen Mikro- oder Makrozysten.

Abklärung. Die Vermutungsdiagnose läßt sich meist bereits aufgrund der klinischen Untersuchung der Brüste stellen. Der Drüsenkörper ist feinkörnig oder knotig verhärtet, die in der Regel doppelseitigen Veränderungen bevorzugen die oberen äußeren Quadranten. Gelegentlich findet sich überdies wäßriger oder bräunlich-blutiger Preßsaft.

Zur genauen Beurteilung sollte eine Mammographie (Abb. 97), allenfalls ergänzt durch Sonographie oder Galaktographie, vorgenommen werden. Radiologisch oder palpatorisch verdächtige Befunde können feinnadelbiopsiert oder exzidiert werden, was eine histologische Klassifizierung erlaubt, die auch hinsichtlich Prognose von Bedeutung ist. Aussagekräftigstes bildgebendes Verfahren ist die Kernspintomographie.

Therapie. Bei unverdächtigem Befund, v.a. bei prämenstruellen Schmerzen, können in der zweiten Zyklushälfte täglich 10 mg eines oral wirksamen Gestagens, beispielsweise Lynestrenol (Orgametril), gegeben werden. Wie bei funktioneller Mastodynie ist auch perkutan appliziertes Progesteron (Progestogel) hilfreich. In schweren Fällen empfiehlt sich eine teilweise oder vollständige Ausschaltung der ovariellen Östrogenproduktion durch injizierbare Depotgestagene (Depot-Clinovir, Depo-Provera) in einer Dosierung von 150 mg alle 2–3 Monate. Noch effektiver sind Antigonadotropine wie Danazol (Winobanin,

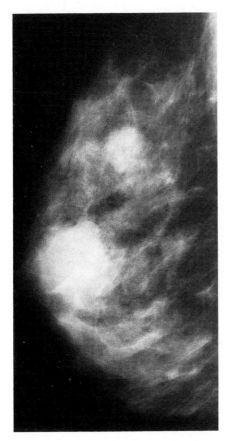

Abb. 97. Mammographischer Befund bei Mastopathie

Danatrol, Danokrin) in Tagesmengen von 400–600 mg oder monatliche Injektionen eines langwirkenden GnRH-Agonisten wie Triptorelin (Decapeptyl Depot, Decapeptyl Retard), wie sie für die medikamentöse Behandlung der Endometriose eingesetzt werden (s. Kap. 3.6.5).

Bei ausgedehnten Befunden mit atypischer Epithelproliferation ist aufgrund des erhöhten Entartungsrisikos auch eine subkutane Mastektomie mit Rekonstruktion in Erwägung zu ziehen, deren Ergebnisse allerdings nicht immer zu befriedigen vermögen.

3.7.5 Galaktorrhö

Milchsekretion aus der Brust ist außerhalb der Laktationsphase auch in der Schwangerschaft und kurze Zeit nach dem Abstillen physiologisch. In allen anderen Fällen spricht man von Galaktorrhö, die meist doppelseitig auftritt.

Pathogenese. Einer beidseitigen wäßrigen oder milchigen Sekretion aus den Mamillen liegt meist eine Hyperprolaktinämie zugrunde, die funktionell, durch ein Prolaktinom, aber auch durch Medikamente, Streß oder Hypothyreose bedingt sein kann (s. Kap. 3.4). Davon abzugrenzen ist die oft bräunlich-blutige Sekretion bei Mastopathie und intraduktalen Tumoren.

Abklärung. Neben Anamnese und klinischer Beurteilung der Brüste ist die wichtigste Untersuchung die wiederholte Bestimmung des Prolaktins, allenfalls ergänzt durch Funktionstests. Bei dauernd erhöhten Werten ist eine computer- oder kernspintomographische Abklärung der Sella unerläßlich (s. Kap. 2.3.6).

Vor allem bei einseitiger atypischer Sekretion ist eine zytologische Beurteilung sowie eine Mammo- und Galaktographie zum Ausschluß eines Malignoms notwendig.

Therapie. Die Behandlung richtet sich nach dem Grundleiden, bei Hyperprolaktinämie sind Dopaminagonisten indiziert, bei größeren Prolaktinomen deren transsphenoidale Resektion. Einzelheiten finden sich in Kap. 3.4.

3.8 Peri- und Postmenopause

Die Lebenserwartung der Frau ist im mitteleuropäischen Raum in den letzten 3 Jahrhunderten von 30 auf über 80 Jahre angestiegen, der Zeitpunkt der Menopause, der heute im Mittel bei 51 Jahren liegt, hat sich dagegen nur wenig verschoben. Dies hat zur Folge, daß mehr als 1/3 der weiblichen Bevölkerung in der Postmenopause lebt. Allein in Deutschland sind dies etwa 12 Millionen, in USA 40 Millionen Frauen, von denen 50–80% unter mehr oder minder starken Beschwerden leiden. Die sozialmedizinische Bedeutung des in dieser Zeit bestehenden Östrogendefizits ist außerordentlich groß, v.a. wenn man mögliche Spätfolgen wie Osteoporose und kardiovaskuläre Erkrankungen berücksichtigt, deren Morbidität und Mortalität selbst diejenige bösartiger Tumoren übertrifft. Der fachgerechten, langzeitigen Hormonsubstitution kommt daher enorme Bedeutung zu.

3.8.1 Das klimakterische Syndrom

Der durch die Ovarialinsuffizienz bedingte Östrogenmangel führt zu einer Vielzahl von Ausfallserscheinungen, von der sehr unterschiedliche Organsysteme betroffen sind (Abb. 98). Dabei kommt es zunächst zu vasomotorischen und psychischen Veränderungen, später gewinnen trophische Störungen des Genitales und der Urethra an Bedeutung, erst nach Jahren treten die schwerwiegenden Knochen- und Gefäßerkrankungen in Erscheinung.

Vasomotorische Störungen

Häufigste Klagen sind Hitzewallungen und Schweißausbrüche, die teilweise bereits vor, besonders aber in den ersten Jahren nach der Menopause bei rund 75% aller Frauen beobachtet werden (Tabelle 15). Es handelt sich um anfallsweise, un-

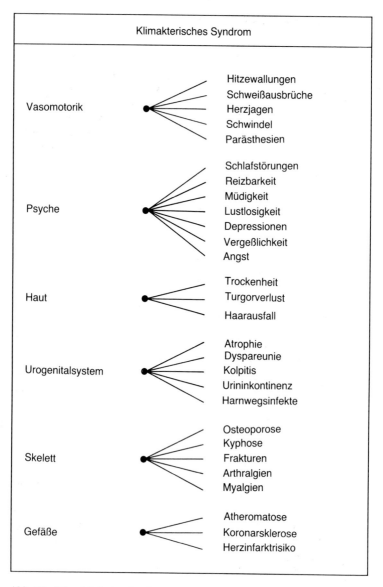

Abb. 98. Klimakterisches Syndrom

Tabelle 15. Häufigkeit klimakterischer Ausfallserscheinungen

Beschwerden	Anzahl der Nennungen in %	
	Bis 50 Jahre	Über 50 Jahre
	n = 418	n = 520
Hitzewallungen	38	73
Schweißausbrüche	31	57
Nervosität	31	50
Schlaflosigkeit	28	50
Gewichtszunahme	29	43
Niedergeschlagenheit/Depression	28	36
Vergeßlichkeit	25	38
Vermindertes Bedürfnis nach Geschlechtsverkehr	24	37
Herzjagen/Herzklopfen	23	36
Kreuzschmerzen	24	34
Kopfschmerzen	24	32
Regelblutungsstörungen	26	28
Reizbarkeit	23	30
Schwindel	19	30
Mattigkeit	22	26
Lustlosigkeit	22	25
Angstgefühle	15	24
Kältegefühl	15	18
Oberlippenhaare	11	14
Schlechte Laune	9	12
Schmerzen beim Geschlechtsverkehr	6	8

angenehm empfundene Hyperämien im Bereich des zervikalen Sympathikus, also v.a. im Gesicht, am Hals, am Nacken und am Oberkörper, welche meist zwischen 30s und 3 min dauern und bis zu 40 mal pro Tag auftreten können. Durch die Vasodilatation steigt die Hauttemperatur um etwa 1 °C an.

Die Ätiologie ist komplex und noch nicht ausreichend bekannt. Die durch den Östrogenmangel ausgelöste Störung der Thermoregulation dürfte in erster Linie durch eine Verminderung der endogenen Opioide in den hypothalamischen Kerngebieten bedingt sein, was zu einer hypersympathikotonen Reaktionslage führt. Die damit verbundene Noradrenalinausschüttung erklärt die Aktivierung des Temperaturzentrums, aber auch die mit der Wallung verbundene Pulsfrequenzsteigerung und das von manchen Patientinnen angegebene Herzjagen.

Psychische Veränderungen

Neben den Hitzewallungen gehören psychische Veränderungen wie Entschlußunfähigkeit, Apathie, Vergeßlichkeit, Reizbarkeit, Depressionen, Schlaflosigkeit und Libidoverlust zu den häufigsten Störungen in der Peri- und Postmenopause (Tabelle 15). Sie sind indessen nur z.T. auf das Östrogendefizit zurückzuführen und deshalb auch nicht in jedem Fall durch eine Substitution zu beheben. Von großer Bedeutung ist das psychosoziale Umfeld, das zu echten Lebenskrisen führen kann. Auslösend können Probleme am Arbeitsplatz, attraktivere Kolleginnen, Eheschwierigkeiten oder der Wegzug der Kinder sein, deren Folgen treffenderweise als Empty-Nest-Syndrom bezeichnet werden. Stärker östrogenabhängig ist die Schlafqualität, beeinträchtigt werden insbesondere die Einschlafzeit, die Zahl der Aufwachphasen, die Schlaftiefe sowie die Gesamtschlafdauer.

Urogenitale Trophik

Am eindeutigsten ist der Zusammenhang zwischen Östrogendefizit und Genitaltrophik. Klinisch bedeutungsvoll ist v.a. die fortschreitende Atrophie des Vulva- und des Vaginalepithels (Abb. 99), die in allerdings sehr unterschiedlichem Ausmaß zu Trockenheit, Pruritus, Fluor und Dyspareunie führen kann. Nicht ganz selten ist in diesem Alter die früher auch als Craurosis vulvae bezeichnete, mit Schrumpfung und Vernarbung einhergehende Vulvadystrophie (Abb. 100).

Der postmenopausale Östrogenmangel führt im weiteren auch zur Atrophie des Urethral- und des Blasenepithels, zu einer verminderten Vaskularisation und einem Verlust von

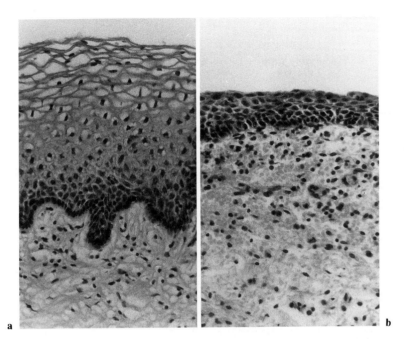

Abb. 99a,b. Vaginalepithel bei einer jungen Frau (**a**) und in der Postmenopause (**b**)

Tonus, Turgor und Elastizität des umgebenden Bindegewebes. Atrophische Urethrozystitiden, Reizblase, Streß- und Dranginkontinenz können die Folge sein.

Haut

Ähnlich wie bei den Epithelien der Genitalorgane kommt es nach Wegfall der Östrogene zu einer Verminderung von Epidermisdicke, Durchblutung, Gewebeturgor, Elastizität und Wasserbindungskapazität und damit zu einer raschen Alterung der Haut, was sich wiederum ungünstig auf das Selbstwertgefühl der Frau auswirkt. Nicht selten kann auch ein leichter Hir-

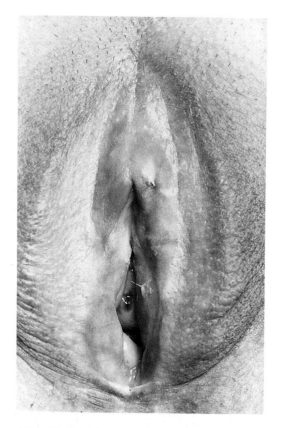

Abb. 100. Vulvadystrophie in der Postmenopause

sutismus beobachtet werden, der auf das relative Überwiegen der nach wie vor produzierten Androgene zurückzuführen ist.

Skelett

Ohne ausreichende Östrogenspiegel kommt es bei der Frau in Folge verstärkter Osteoklasie und Knochenresorption zu einer individuell sehr unterschiedlichen Abnahme des Knochenmineralgehalts von 1–3% pro Jahr. Dabei ist zunächst die Trabekelbildung betroffen (Typ-I-Osteoporose), später steht der Verlust der Kortikalis im Vordergrund (Typ-II-Osteoporose) (Abb. 101). Die Ursache ist noch immer nicht völlig geklärt. Immerhin weiß man, daß Östrogene synergistisch zu Calcitonin und Wachstumshormon wirken, welche die Kalziumabsorption fördern. Umgekehrt antagonisieren sie das Parathormon, welches die Knochenresorption steuert.

Die Angaben zur Häufigkeit der Osteoporose sind unterschiedlich, sie bewegen sich zwischen 25 und 40%. Besonders gefährdet sind blonde, schlanke oder untergewichtige Frauen mit belasteter Familienanamnese, weitere Risikofaktoren sind

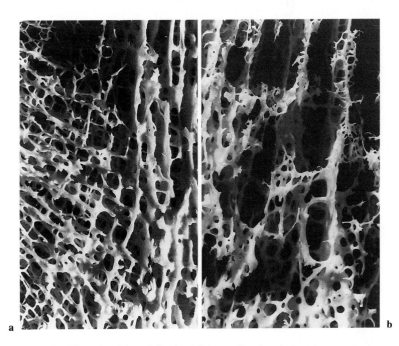

Abb. 101. Normaler (**a**) und demineralisierter Knochen bei postmenopausaler Osteoporose (**b**)

späte Menarche, langdauernde Amenorrhö, unzweckmäßige, kalzium- und eiweißarme Ernährung, überwiegend sitzende Tätigkeit sowie Nikotin- und Alkoholabusus.

In erster Linie betroffen und damit frakturgefährdet sind die Wirbelkörper, das proximale Femurende, der Radius und die Ulna sowie die Rippen. Bei den Wirbelkörpern kommt es zunächst zum Einbruch der Deckplatten, was zu einer fortschreitenden Abnahme der Körpergröße um bis zu 20 cm führt. Durch Kompression der vorderen Wirbelkante können Fisch- und Keilwirbel (Abb. 102) entstehen, die sich klinisch in einer zunehmenden Kyphosierung äußern (Abb. 103). Kreuzschmerzen und muskuläre Verspannungen sind die Folge. Besonders schwerwiegend sind jedoch Schenkelhalsfrakturen, deren Häufigkeit nach der Menopause rasch ansteigt (Abb. 104) und die in USA auf 200'000, in Deutschland auf 65'000 pro Jahr geschätzt wird. Allein in den USA sterben jährlich über 50'000 Frauen an den direkten Folgen, Millionen werden bleibend invalidisiert. Auch Vorderarmfrakturen sind mindestens 10 mal häufiger als bei Männern vergleichbaren Alters.

Die fortgeschrittene Osteoporose läßt sich klinisch und radiologisch leicht feststellen, die Früherfassung ist jedoch nur mittels spezieller knochendensitometrischer Verfahren wie der Dualphotonenabsorptiometrie oder der noch empfindlicheren quantitativen Computertomographie möglich (Abb. 105). Die früher oft durchgeführte Knochenbiopsie hat stark an Bedeutung verloren.

Kardiovaskuläre Erkrankungen

Obwohl man schon seit einiger Zeit aufgrund verschiedener epidemiologischer Studien weiß, daß das Herzinfarktrisiko der Frau nach der Menopause rasch zunimmt (Abb. 106), sind die Zusammenhänge zwischen Östrogenmangel und kardiovaskulärem Risiko noch zu wenig bekannt. Östrogene beeinflussen das Lipidprofil günstig, indem sie zu einem Anstieg des gefäßprotektiven HDL-Cholesterins führen und gleichzeitig das LDL-Cholesterin absenken und damit einen antiatherogenen

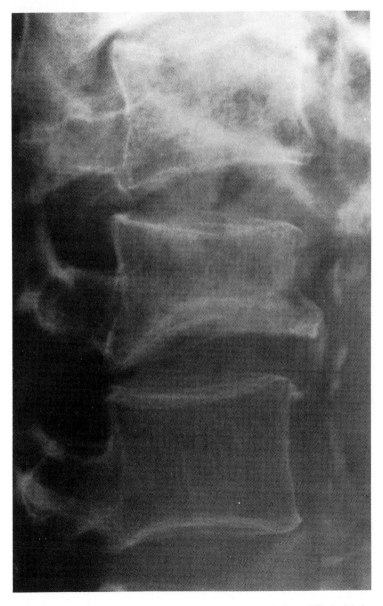

Abb. 102. Osteoporose der Wirbelsäule mit Bildung von Keil- und Fischwirbeln

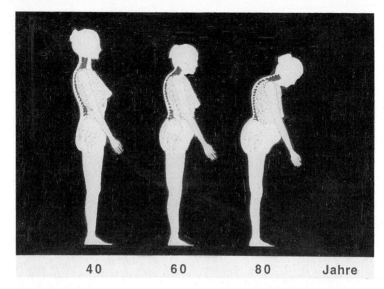

Abb. 103. Abnahme der Körpergröße und Kyphosierung bei Osteoporose

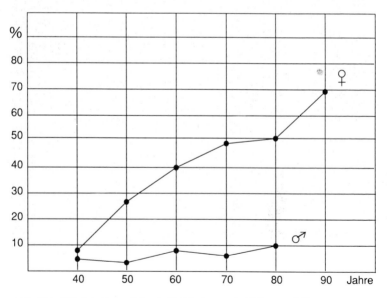

Abb. 104. Häufigkeit von Schenkelhalsfrakturen bei Mann und Frau

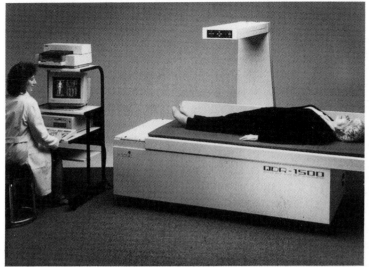
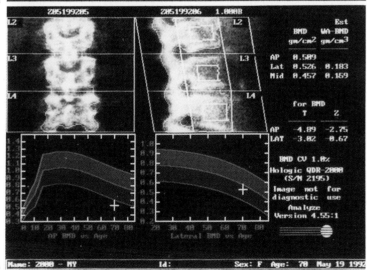

Abb. 105. Knochendensitometrie: Hologic QDR Gerät (**a**), Auswertung der Befunde (**b**)

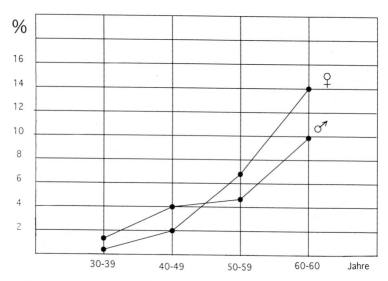

Abb. 106. Herzinfarktrisiko von Mann und Frau

Effekt ausüben. Inwieweit sie auch direkt auf die Gefäßwand einwirken, ist noch nicht restlos geklärt.

3.8.2 Hormonsubstitution

Indikation

Angesichts der schwerwiegenden langfristigen Folgeerscheinungen des Östrogenmangels und der oft stark beeinträchtigten Lebensqualität ist eine Hormonsubstitution zweifellos gerechtfertigt. Dabei ist den natürlichen Östrogenen der Vorzug zu geben, welche im Gegensatz zu dem in den oralen Kontrazeptiva enthaltenen Ethinylestradiol wenig unerwünschte Nebenwirkungen haben. Insbesondere beeinflussen sie in adäquater Dosierung die Blutgerinnung nicht. Selbstverständlich soll erst substituiert werden, wenn tatsächlich ein Mangel besteht. Bei der nicht hysterektomierten Frau ist dies der Fall, wenn stärkere

Zyklusunregelmäßigkeiten auftreten oder die Blutungen ganz aufhören. Ist der Uterus entfernt, dann empfiehlt sich zumindest bei jüngeren Frauen eine kurze hormonale Überprüfung der Ovarialfunktion. Erst bei einem deutlich erhöhten FSH von über 20 IE/l und Östradiolwerten unter 100 pmol/l bzw. 40 pg/ml ist ein Östrogenersatz gerechtfertigt.

Vor einer Hormonsubstitution ist ein eingehendes Gespräch und eine gynäkologische Untersuchung unerläßlich, nach Möglichkeit sollte auch eine Mammographie durchgeführt werden. Eine Knochendensitometrie ist nur bei Risikofällen angezeigt oder wenn aus irgendwelchen Gründen auf einen Östrogenersatz verzichtet wird.

Wahl und Dosierung substitutiver Hormone

Zur Östrogensubstitution werden überwiegend Östradiol, Östradiolvalerat und konjugierte, aus Stutenurin gewonnene Östrogene eingesetzt. Östriol ist aufgrund seiner sehr schwachen systemischen Wirkung v.a. zur Behandlung der urogenitalen Atrophie, nicht jedoch zur Osteoporoseprophylaxe geeignet. Die Dosierung richtet sich nach dem individuellen Ansprechen, sie beträgt für Östradiol und für Östradiolvalerat in der Regel 2 mg, für konjugierte Östrogene 0,6–1,25 mg/Tag. Bei transdermaler Applikation von Östradiol reichen 0,05 mg/Tag aus. Diese Mengen beheben in der Regel nicht nur die neurovegetativen Ausfallserscheinungen, sondern sind auch osteo- und kardioprotektiv.

Bei allen nicht hysterektomierten Frauen ist der zyklische oder kontinuierliche Zusatz eines Gestagens notwendig, da sonst unkontrollierte Blutungen und ein erhöhtes Risiko für ein Endometriumkarzinom in Kauf genommen werden müssen. Dazu werden vorzugsweise dem natürlichen Progesteron nahestehende Gestagene wie Medroxyprogesteronacetat (Clinovir, Prodafem, Farlutal), Medrogeston (Prothil, Colpro) und Dydrogesteron (Duphaston) verwendet. Bei entsprechend niedriger Dosierung kann trotz der etwas stärkeren androgenen Partialwirkung auch

Norethisteronacetat verwendet werden, wie es beispielsweise im Trisequens enthalten ist.

Applikationsweise

Östrogene und Gestagene können peroral, perkutan, vaginal und intramuskulär verabfolgt werden. Am weitesten verbreitet ist wegen ihrer Einfachheit die orale Medikation, die allerdings mit dem Nachteil der intestinalen Resorption und der Leberpassage behaftet ist, wodurch verhältnismäßig hohe Dosierungen erforderlich sind. Andererseits resultiert daraus ein besonders günstiger Effekt auf das Lipidprofil. Zur perkutanen Applikation von Östrogenen eignen sich Gels (Oestrogel) und transdermal therapeutische Systeme (Estraderm TTS), welche auf die Haut aufgeklebt werden und die Wirkstoffe – neuerdings auch das Gestagen (Estracomb TTS) – kontinuierlich und in gleichbleibender Dosierung abgeben (Abb. 107). Dabei gelangen

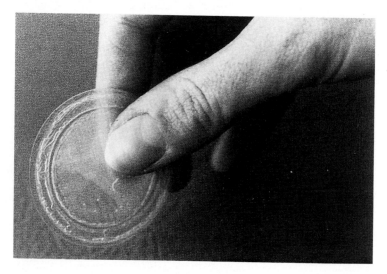

Abb. 107. Pflaster zur transdermalen Östrogensubstitution (Estraderm TTS)

die Hormone direkt in die Blutbahn und an die Erfolgsorgane, die primäre Leberpassage entfällt (Abb. 108). Schließlich können Östrogen auch als Depotpräparate intramuskulär injiziert werden (Progynon Depot) oder subkutan implantiert werden, was zwar sehr effektiv, aber schlecht steuerbar ist.

Die lokale, v.a. die intravaginale Applikation von Östrogenen in Form von Ovula und Cremes wird in erster Linie bei urogenitaltrophischen Störungen verwendet. In Einführung begriffen sind weitere Systeme, beispielsweise ein östradiolfreisetzender Vaginalring (Estring, Abb. 109).

Behandlungsschemata

Im Vordergrund stehen heute 5 Behandlungsschemata.

Die Östrogenmonotherapie, die zyklisch oder kontinuierlich erfolgen kann, kommt nur für hysterektomierte Patientinnen

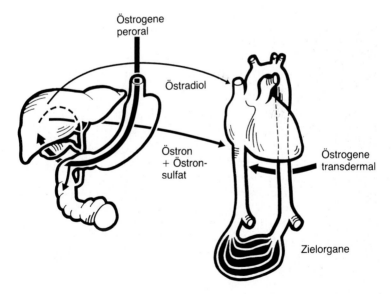

Abb. 108. Wirkungsweise peroral und parenteral applizierter Sexualhormone

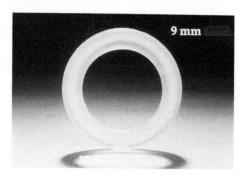

Abb. 109. Vaginalring zur intravaginalen Östrogensubstitution (Estring)

in Frage (Abb. 110a,b). In allen anderen Fällen ist ein sequentieller Zusatz eines Gestagens während 10–14 Tagen pro Monat notwendig, unabhängig davon, ob die Östrogene jeweils über 3 Wochen gefolgt von einer 1 wöchigen Pause (Abb. 110c) oder kontinuierlich gegeben werden (Abb. 110d). Beide Behandlungsschemata führen zu regelmäßigen, meist eher schwachen Abbruchblutungen. Ist dies unerwünscht, kann einige Jahre nach der Menopause auf eine kontinuierlich kombinierte Östrogen-Gestagen-Behandlung umgestellt werden (Abb. 110e).

Wahl des Präparates. Nachdem es keinen eindeutig zu bevorzugenden Applikationsmodus gibt, sind Meinungen und Wünsche der Patientin von großer Wichtigkeit. Nicht jede Frau ist gewillt, über viele Jahre jeden Tag Tabletten einzunehmen, andererseits werden transdermale Systeme oft wegen ihrer Sichtbarkeit, der beschränkten Haftfähigkeit bei langem Baden und bei Wassersport sowie der gelegentlichen lokalen Irritationen abgelehnt. Auch die Akzeptanz von Blutungen spielt für die Entscheidung eine Rolle.

Dosierung und Behandlungsschema richten sich dagegen nach medizinischen Gesichtspunkten, die Richtlinien für die Erstverordnung sind in Tabelle 16 zusammengefaßt.

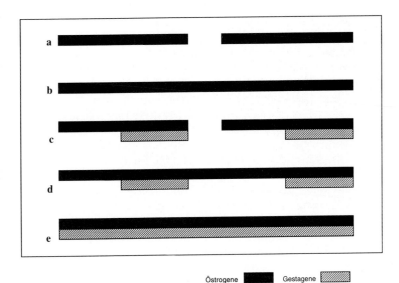

Abb. 110a–e. Übliche Behandlungsschemata zur Hormonsubstitution in der Postmenopause. **a** Östrogene zyklisch. **b** Östrogene kontinuierlich. **c** Östrogene zyklisch, monatlicher Gestagenzusatz während 10–14 Tagen. **d** Östrogene kontinuierlich, monatlicher Gestagenzusatz während 10–14 Tagen. **e** Östrogene und Gestagene kontinuierlich-kombiniert

Tabelle 16. Empfehlungen zur Hormonsubstitution in der Postmenopause

Normalfall	→	Natürliche Östrogene zyklisch oder kontinuierlich, Gestagene 10–14 Tage pro Monat
Hysterektomierte Frauen	→	Natürliche Östrogene zyklisch
Blutung unerwünscht (3–5 Jahre nach Menopause)	→	Natürliche Östrogene und Gestagene kontinuierlich-kombiniert
Senium	→	Östriol

Nebenwirkungen und Kontraindikationen

Besonders zu Beginn einer Hormonsubstitution wird nicht allzu selten über Nebenwirkungen wie Gewichtszunahme, Brustspannen, Kopfschmerzen und Venenbeschwerden geklagt. Viele dieser Erscheinungen sind vorübergehender Natur oder aber auf eine zu hohe Dosierung der Östrogene zurückzuführen. Die Behandlung muß deshalb in solchen Fällen angepaßt werden. Umgekehrt spricht das Persistieren von Hitzewallungen, Schlaflosigkeit oder Dysphorie für eine zu niedrige Östrogendosierung. Migräne und Ausfallserscheinungen im Behandlungsintervall können durch kontinuierliche Östrogengabe behoben werden. Besonders störend sind bei sequentieller Behandlung am Ende der Östrogenphase auftretende Zwischenblutungen und die in den letzten Tagen der Gestagenphase öfter zu beobachtenden Vorblutungen. Im erstgenannten Fall empfiehlt sich die Verkürzung der Östrogen-, im zweiten die der Gestagenphase um 1–2 Tage oder allenfalls eine höhere Gestagendosierung.

Die Risiken der substitutiven Hormonbehandlung sind minimal. Die üblichen niedrigen Dosierungen beeinflussen die Blutgerinnung kaum. Das Endometriumkarzinom tritt bei adäquatem Gestagenzusatz deutlich seltener auf als bei unbehandelten Frauen, selbst die Inzidenz des Brustkrebs ist nach den einschlägigen Metaanalysen nicht signifikant erhöht.

Absolute Kontraindikationen für eine niedrigdosierte Substitution mit natürlichen Östrogenen sind selten, die in den Fachinfomationen aufgeführten Gegenanzeigen sind praktisch unverändert von den in der Zusammensetzung nicht vergleichbaren Ovulationshemmern übernommen. Vorsicht geboten ist bei schweren Leberfunktionsstörungen und nach thromboembolischen Prozessen. In solchen Fällen empfiehlt sich die transdermale Applikation. Kontraindiziert sind Östrogene bei unbehandeltem Mammakarzinom. Nach adäquater Therapie und einem rezidivfreien Interval von 1–2 Jahren kann aber eine vorzugsweise kontinuierlich kombinierte Östrogen-Gestagen-Substitution beispielsweise mit Kliogest verantwortet werden, zumindest bei rezeptornegativen Tumoren ohne Lymphknotenbefall. Ähnliches gilt auch für das Endometriumkarzinom. Das Ovarial-, das Zervix- und das Vulvakarzinom sind hinsichtlich Hormonsubstitution unbedenklich. Allen anderen Kontraindikationen sind bestenfalls relativ, dies gilt u.a. für Cholezystopathien und schwere Formen des Diabetes. Möglichst niedrige Dosierung und adäquate Überwachung sind in solchen Fällen unerläßlich. Bei fibrozystischer Mastopathie, proliferierenden Myomen und Endometriose ist zudem auf einen ausreichenden Gestagenzusatz zu achten. Bei Hypertonie ist eine einwandfreie internistische Einstellung erforderlich, zudem ist der transdermalen Verabreichung, welche das Renin-Angiotensin-System wenig beeinflußt, der Vorzug zu geben. Hyperlipidämien werden mit Ausnahme der isolierten Hypertriglyzeridämie durch Östrogene oft sogar günstig beeinflußt.

Ergebnisse der Hormonsubstitution

Zahlreiche epidemiologische Studien belegen die günstigen Effekte der Östrogenbehandlung. Die neurovegetativen Symptome, insbesondere die Hitzewallungen, verschwinden meist völlig, die Lebensqualität und oft auch der psychische Zustand bessern sich, die Haut wirkt jünger, die Atrophie der Genitalorgane und ihre Folgeerscheinungen werden verhindert. Besonders ins Gewicht fällt die Senkung des Osteoporose- und Frakturrisikos um 90% und der kardiovaskulären Erkrankungen um etwa 50%.

3.8.3 Blutungen in der Postmenopause

Pathologie. Im Gegensatz zur Prämenopause, wo dysfunktionelle Störungen überwiegen, sind Blutungen in der Postmenopause hauptsächlich organisch bedingt. Ganz zu Beginn kann es ausnahmsweise zur Nachreifung einzelner Follikel und damit zu einer Östrogenentzugsblutung kommen. Gelegentlich ergibt die Abklärung eine einfache, auch als glandulär-zystisch bezeichnete Hyperplasie des Endometriums, die nach länger dauernder Östrogenbehandlung ohne Zusatz von Gestagenen gesehen wird. Bei nicht substituierten Frauen läßt sie sich nur durch eine endogene Östrogenquelle, namentlich einen Granulosa- oder Thekazelltumor des Ovars erklären.

Diagnostik. Obwohl moderne, mit einem Vaginalschallkopf ausgerüstete Ultraschallgeräte eine recht gute Beurteilung des Endometriums erlauben, wird man in allen Fällen unerklärter postmenopausaler Blutungen eine fraktionierte Kürettage vornehmen. Eine Ausnahme stellen allenfalls die in den ersten Monaten unter einer Östrogen-Gestagen-Substitution häufigen Schmierblutungen dar. Ein aufgrund der Histologie vermuteter östrogenproduzierender Ovarialtumor muß wegen seines semimalignen Charakters verifiziert werden. Hormonanalytisch sind solche Blastome durch die teilweise Normalisierung der postmenopausal erhöhten FSH-Werte sowie einen mäßigen Anstieg der Östradiolspiegel charakterisiert, der sich u.a. in einem hohen Aufbau des Vaginalepithels äußert (s. Kap. 2.2.5). Die Seitenlokalisation der oft sehr kleinen Tumoren (Abb. 111) kann sonographisch, computer- und kernspintomographisch schwierig sein, so daß in manchen Fällen die explorative Laparotomie vorzuziehen ist.

Behandlung. Bei durch Hormonsubstitution bedingten azyklischen Blutungen ist das Behandlungsschema zu modifizieren, so etwa durch strikten monatlichen Zusatz eines Gestagens in ausreichender Dosierung. Beim Endometriumkarzinom richtet sich die Therapie nach der Ausbreitung, bei frühen Stadien erfolgt ebenso wie bei Granulosa- und Thekazelltumoren die Hysterektomie und Adnexektomie, in fortgeschrittenen Fällen stehen Chemo- und Radiotherapie im Vordergrund.

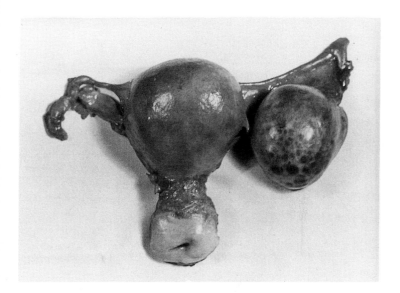

Abb. 111. Granulosazelltumor

3.9 Sterilität

3.9.1 Definition, Häufigkeit und Bedeutung

Eine Sterilität liegt vor, wenn bei regelmäßigem, ungeschütztem Geschlechtsverkehr innerhalb von 1 Jahr keine Schwangerschaft eintritt, während Infertilität im deutschen Sprachgebrauch die Unfähigkeit zur Austragung bedeutet. Je nachdem, ob es noch nie zu einer Konzeption gekommen ist oder in früheren Jahren schon eine Schwangerschaft bestanden hat, wird von primärer bzw. sekundärer Sterilität gesprochen.

Etwa 10–15% aller Ehen bleiben ungewollt steril. Dabei ist das Alter von ausschlaggebender Bedeutung. Die Konzeptionserwartung sinkt bereits mit 30 Jahren auf weniger als die Hälfte der 20jährigen Frau ab, mit 40 Jahren liegt sie unter 5% (Abb. 112). Die Gründe sind vielfältig, u.a. spielen numerische

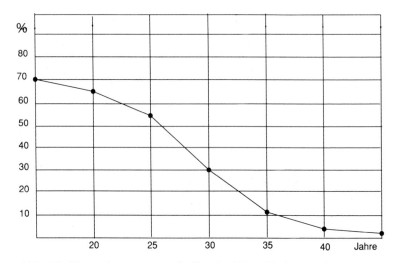

Abb. 112. Konzeptionserwartung der Frau in Abhängigkeit vom Alter

und strukturelle chromosomale Anomalien der Eizellen, Zyklusstörungen, insbesondere Lutealinsuffizienz und infekt- oder endometriosebedingte Verschlüsse der Tuben eine Rolle.

Sterilität ist für das betroffene Paar meist sehr schmerzlich und führt nicht selten zu übersteigertem Kinderwunsch. Fachgerechte Beratung, rasche und umfassende Abklärung und zielgerichtete Behandlung sind daher von großer Wichtigkeit, wobei selbstverständlich auf die individuellen Wünsche und Möglichkeiten Rücksicht zu nehmen ist.

3.9.2 Ursachen

Ovulationsstörungen, mechanische Faktoren und männliche Infertilität sind die häufigsten Ursachen einer ungewollten Kinderlosigkeit. Wesentlich seltener liegen ihr uterine, zervikale und immunologische Probleme zugrunde. Etwa 30% der Fälle sind multifaktoriell bedingt. Bei vielen sterilen Paaren sind auch psychische Belastungen von Bedeutung.

Störungen der Ovarialfunktion

Über 30% aller Sterilitätsfälle sind durch Störungen der Follikelreifung, der Ovulation oder der Lutealphase bedingt, welche sich meist in mehr oder weniger ausgeprägten Zyklusanomalien äußern (s. Kap. 3.1). Die Ursachen sind vielfältig, im Vordergrund stehen jedoch zentrale Regulationsstörungen. Vorzeitige präovulatorische LH-Sekretion kann zu prämaturer Luteinisierung eines Follikels führen, dem sog. LUF-Syndrom (Luteinized Unruptured Follicle Syndrome). Auch fehlende Freisetzung der Eizelle bei der Ovulation kommt als Sterilitätsursache in Betracht. Besonders schwerwiegend, da nicht therapierbar, ist die hypergonadotrope Ovarialinsuffizienz (WHO III), bei welcher keine oder kaum mehr stimulierbare Follikel vorhanden sind.

Ebenfalls häufig sind prolaktinbedingte Störungen (s. Kap. 3.4) und Hyperandrogenämie, etwa beim PCO-Syndrom und beim AGS (s. Kap. 3.5.2), welche die einzelnen Zyklusfunktionen in sehr unterschiedlichem Maße beeinträchtigen. Schließlich können auch Schilddrüsenstörungen und Diabetes zu funktioneller Sterilität führen.

Mechanische Sterilität

Durch frühere operative Eingriffe, Entzündungen oder Endometriose bedingte Verwachsungen und Tubenverschlüsse sind mit 20–30% ebenfalls eine häufige Sterilitätsursache.

Periovarielle und peritubäre Adhäsionen können den Eiauffangmechanismus verunmöglichen und damit trotz durchgängiger Tuben eine Konzeption verhindern. Schwerwiegender ist eine partielle oder vollständige Undurchgängigkeit der Eileiter, welche durch Infektionen mit Chlamydien und Mykoplasmen, weniger häufig durch Gonorrhö und nur noch sehr selten durch Tbc bedingt sein kann. Dabei kommt es zu intratubaren Verklebungen, zu Schädigungen des Flimmerepithels und zur Verdickung der Tubenwand. Bei ampullärem Verschluß besteht meistens eine Saktosalpinx.

Ein überaus wichtiger, wenn wahrscheinlich auch nur teilweise mechanischer Sterilitätsfaktor ist die Endometriose (s. Kap. 3.6). Sie kann zu Implantaten im Ovar, zu peritubaren Verwachsungen und zu Verlegungen der Eileiter führen, welche die Eiaufnahme, den Gametentransport oder die Nidation verunmöglichen.

Zervikale Sterilität

Störungen der Zervixfunktion werden möglicherweise als Sterilitätsursache unterschätzt. Dabei kommt dem Zervikalmukus besondere Bedeutung zu, da Aufnahme und Aszension der Spermien bei ungenügender Schleimqualität behindert werden. Wichtige Gründe für eine solche Dysmukorrhö sind entzündliche Veränderungen bei Zervizitis, ausgedehnte Konisationen, ungenügende Östrogenspiegel oder antiöstrogen wirksame orale Ovulationsauslöser (s. Kap. 3.9.4). Auch immunologische Faktoren, namentlich Spermienantikörper, sind hier zu erwähnen, sie führen je nach Typ zu einer im Postkoitaltest leicht nachzuweisenden Immobilisierung der Spermien.

Männliche Infertilität

Andrologische Faktoren finden sich in 30–40% aller Fälle von ungewollter Kinderlosigkeit. Als Folge einer gestörten Spermiogenese kann es zur Verminderung von Zahl und Beweglichkeit kommen, was als Oligo- bzw. Asthenozoospermie bezeichnet wird (Tabelle 17). Überwiegen fehlgebildete Spermien, spricht man von Teratozoospermie. Kombinierte Störungen werden unter dem Begriff Oligoasthenoteratozoospermie oder OAT-Syndrom subsumiert. Darüber hinaus kann das Penetrationsvermögen beeinträchtigt, das Spermavolumen zu gering oder das Ejakulat als Folge einer Prostatitis entzündlich verändert sein, auch eine Autoantikörperbildung ist möglich (s. Kap. 2.6.2). Am schwerwiegendsten ist zweifellos die

Tabelle 17. Bezeichnung männlicher Fertilitätsstörungen

Oligozoospermie	Spermienkonzentration <20 Mio/ml
Asthenozoospermie	<50% vorwärts bewegliche Spermien oder <25% rasch progressiv bewegliche Spermien
Teratozoospermie	<30% normale Spermien
Oligoasthenoteratozoospermie	Zahl, Beweglichkit und Morphologie gestört
Azoospermie	Keine Spermien
Aspermie	Kein Ejakulat

Azoospermie, bei welcher keine lebenden Spermien gefunden werden. Die Ursachen für diese Veränderungen sind vielfältig, in Betracht kommen chromosomale Anomalien, etwa das Klinefelter-Syndrom, die Folgen eines Kryptorchismus, infektiöse Erkrankungen, insbesondere Mumps in der Adoleszenz und im Erwachsenenalter, eine Varikozele, toxische Einflüsse oder immunologische Faktoren. Völliges Fehlen von Spermien kann auch durch einen Verschluß des Vas deferens bedingt sein, beispielsweise nach Gonorrhö. Neben diesen als Impotentia generandi bezeichneten Störungen kann auch eine Impotentia coeundi mit mangelhafter oder gänzlich fehlender Erektion vorliegen, die psychisch oder organisch bedingt sein kann.

3.9.3 Abklärung von Sterilitätsfällen

Anamnese

Vor jeder Untersuchung sollte eine eingehende Anamnese erhoben werden. Von Interesse ist insbesondere, wie lange die Sterilität besteht, ob ein Partner schon Kinder gezeugt hat und welche Abklärungen oder Behandlungsversuche früher unternommen worden sind. Besondere Beachtung verdient die

Paarbeziehung, auch in psychosexueller Hinsicht, ebenso wichtig ist das Alter (s. Kap. 1.4.2).

Bei der Ehefrau sind in der ersten Linie Zyklusanamnese, Genitalinfekte, vaginale und abdominale Operationen, eventuelle frühere Schwangerschaftsabbrüche und Spontanaborte, beim Mann Entzündungen wie Gonorrhö und Mumps, Nikotinabusus und Potenz von Bedeutung.

Allgemeine und gynäkologische Untersuchung

Die körperliche Untersuchung ergibt bei der Frau wichtige Hinweise. Zu beurteilen sind u.a. der Habitus, die Entwicklung der sekundären Geschlechtsmerkmale, die Körperbehaarung und das Bestehen einer Galaktorrhö. Bei der gynäkologischen Exploration sollte auf Infekte, Zervixverhältnisse, Größe des Uterus und der Ovarien sowie auf adhäsive Veränderungen im Bereich der Adnexe geachtet werden.

Beim Mann drängt sich eine somatische Abklärung nur bei ungenügendem Spermiogramm auf. Wichtig sind dabei Körperbau, Anomalien des Penis, Lage, Größe und Konsistenz der Hoden und variköse Veränderungen der Skrotalvenen im Sinne einer Varikozele (Abb. 113). Bei entzündlichem Spermiogramm muß auch die Prostata beurteilt werden.

Zyklusevaluation

Die Abklärung der verschiedenen Zyklusfunktionen erfolgt mittels Basaltemperaturkurve (s. Kap. 2.2.4), Ultraschall (s. Kap. 2.3.1) und Hormonanalytik (s. Kap. 2.4), deren Umfang sich nach dem klinischen Befund richtet. In jedem Fall empfiehlt sich eine frühzyklische Kontrolle der Gonadotropine, des Prolaktins und der Schilddrüsenparameter, eine Vaginalsonographie des Leitfollikels und des Endometriums in Zyklusmitte sowie eine ein- oder mehrmalige Bestimmung von Progesteron in der Lutealphase. Bei Androgenisierungserscheinungen interessieren selbstverständlich zudem die Androgenspiegel.

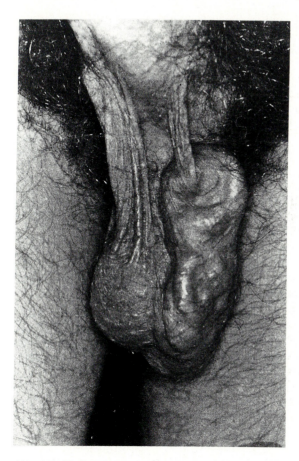

Abb. 113. Varikozele

Spermiogramm und Postkoitaltest

Wegen der Häufigkeit und Bedeutung der männlichen Infertilität sollte als eine der ersten Untersuchungen ein Spermiogramm durchgeführt werden (s. Kap. 2.6.1). Von größter Wichtigkeit ist sodann der Postkoitaltest (s. Kap. 2.2.7), welcher zudem

... e Beurteilung des Zervikalschleims und der sexuellen Technik erlaubt.

Abklärung der Tubenverhältnisse

In der Regel wird zunächst der wenig invasiven Hysterosalpingographie der Vorzug gegeben (s. Kap. 2.3.3). Bei Verdacht auf adhäsive oder endometriotische Veränderungen ist die Laparoskopie mit retrograder Chromopertubation (s. Kap. 2.3.4) aussagekräftiger, bedarf aber einer Vollnarkose. Wesentlich weniger ergiebig ist die heute nur noch selten angewandte Pertubation (s. Kap. 2.3.2). Bei vermuteten intrauterinen Synechien kann dagegen eine Hysteroskopie von Nutzen sein (s. Kap. 2.3.5).

Weitere Untersuchungen

Besonders wenn sich im Postkoitaltest trotz ausreichenden Spermiogramms und guter Mukusqualität keine beweglichen Spermien auffinden lassen, kann die Bestimmung immobilisierender und agglutinierender Antikörper angezeigt sein, selbst wenn deren klinische Bedeutung umstritten ist.

Im Hinblick auf die geplante Schwangerschaft empfiehlt es sich, bei der Frau den Rubeolentiter und bei beiden Partnern den HIV-Titer zu bestimmen.

3.9.4 Behandlung von Ovulationsstörungen

Follikelreifungsstörungen und Anovulation lassen sich mit Antiöstrogenen wie Clomifen, mit Humangonadotropinen und mit Releasinghormonen (GnRH) therapieren. Bei richtiger Indikationsstellung und Anwendung kann mit hohen Erfolgsraten gerechnet werden, ausreichende Erfahrung und sorgfältige Überwachung sind jedoch unerläßlich.

Orale Ovulationsauslöser

Die wichtigste Verbindung ist **Clomifencitrat**, ein nichtsteroidales Chlorotrianisenderivat (Abb. 114), das über eine kompetitive Hemmung der Östrogene an den Rezeptoren der hypothalamischen Steuerungszentren zu einer vermehrten Freisetzung von GnRH und damit von FSH und LH aus dem Hypophysenvorderlappen führt. Eine Wirkung kann nur bei ausreichendem endogenem Östrogenspiegel erwartet werden, d.h. bei normogonadotropen Fällen (WHO-Gruppe II), bei welchen der Gestagentest positiv ausfällt. Bei hypogonadotroper Amenorrhö (WHO-Gruppe I) ist ein Behandlungsversuch zwecklos.

Clomifen ist in Tablettenform unter verschiedenen Bezeichnungen wie Dyneric, Clomid, Pergotime oder Serophene im Handel erhältlich. In der Regel werden zunächst 50 mg täglich vom 5. bis 9. Zyklustag nach Beginn einer spontanen oder gestageninduzierten Blutung verabfolgt. Die Ovulation tritt meist zwischen dem 12. und 15. Zyklustag (Abb. 115) ein. Mittzyklisch sollte eine sonographische Kontrolle der Ovarien zwecks Beurteilung der Zahl, Form und Größe der Follikel sowie des Endometriums stattfinden. Gleichzeitig empfiehlt sich eine Überprüfung der Mukusqualität (s. Kap. 2.2.6), da

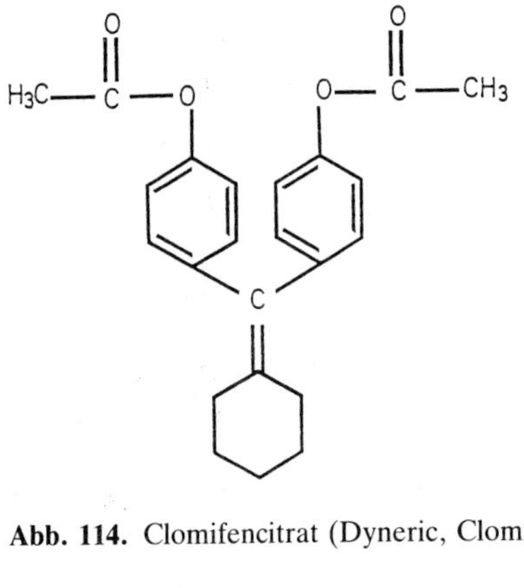

Abb. 114. Clomifencitrat (Dyneric, Clomid, Serophene)

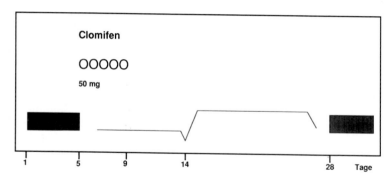

Abb. 115. Ovulationsinduktion mit Clomifen bei Anovulation

der Antiöstrogeneffekt des Clomifens nicht ganz selten zu Dysmukurrhö führt, welche die Spermienaszension erschwert oder verunmöglicht. Bei ungenügender Stimulation kann die Dosierung in einem nächsten Behandlungszyklus auf 100 mg/Tag angehoben werden.

In bestimmten Fällen, beispielsweise vor Inseminationen, kann die Ovulation bei Vorliegen eines sprungreifen Follikels von mindestens 18 mm Durchmesser mittels einer Injektion von 10'000 IE HCG (Pregnyl, Primogonyl, Profasi) ausgelöst werden (Abb. 116). Diese Methode verbessert auch die Erfolgsrate insgesamt, kommt aber nur bei sonographisch einwandfreiem Ergebnis in Betracht, da sonst vorzeitige Luteinisierung oder Überstimulationen nicht auszuschließen sind.

Die Erfolgsaussichten sind günstig, bei richtiger Selektion darf mit einer Ovulationsrate von 70–90% und einer Schwangerschaftsrate von 30–50% gerechnet werden, wobei die Konzeption meist in den ersten 3–4 Monaten eintritt. Wichtigste Nebenwirkungen sind Vergrößerungen der Ovarien, Unterleibsschmerzen sowie auf den Antiöstrogeneffekt zurückzuführende Hitzewallungen, sehr selten kann es auch zu Sehstörungen kommen. Mehrlingsschwangerschaften sind mit etwa 8%, Aborte mit etwa 20% der Fälle häufiger als bei spontaner Gravidität.

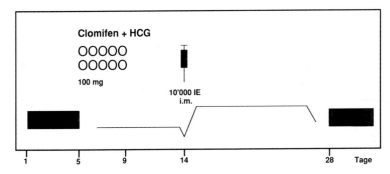

Abb. 116. Ovulationsinduktion mit Clomifen und HCG bei Anovulation

Cyclofenil (Fertodur) ist wie Clomifen ein nichtsteroidales Antiöstrogen mit vergleichbarem Wirkungsmechanismus. Ähnlich wie dieses wird es vom 5. bis 9. Zyklustag in einer Dosierung von 3 × 200 mg täglich eingenommen. Aufgrund seiner etwas schwächeren Wirkung erreichen die Ergebnisse nicht ganz diejenigen von Clomifen, andererseits fehlt der unerwünschte Antiöstrogeneffekt auf den Zervikalschleim und auf das Endometrium, auch ist das Risiko für Überstimulationen und Mehrlingsschwangerschaften gering. Leider ist das Präparat derzeit in den deutschsprachigen Ländern nicht mehr erhältlich.

Wenig Verbreitung hat das Epiestriolderivat **Epimestrol** (Stimovul) gefunden, das in einer Dosierung von 5 mg/Tag vom 5. bis 14. Zyklustag gegeben wird. Die Schwangerschaftsraten liegen deutlich tiefer als bei anderen Präparaten, dafür ist ebenfalls kein unerwünschter Antiöstrogeneffekt zu befürchten.

Humangonadotropine

Alle gängigen Präparate sind Extrakte aus Menopausenurin, die als HMG (Human Menopausal Gonadotropin) bezeichnet werden. Sie enthalten ein Gemisch von FSH und LH, in der Regel im Verhältnis 1:1. Für bestimmte Indikationen, insbesondere hyperandrogenämische, durch polyzystische

Ovarien bedingte Sterilitätsfälle steht auch hochgereinigtes FSH (Fertinorm, Metrodin) aus gleicher Quelle zur Verfügung. Alle diese Präparate dürften in absehbarer Zeit durch rekombinante, gentechnologisch hergestellte Gonadotropine abgelöst werden. Humangonadotropine sind in erster Linie bei hypogonadotroper Amenorrhö (WHO-Gruppe I) sowie bei Clomifenversagern angezeigt, des weiteren werden sie zur Follikelstimulation bei IVF und GIFT eingesetzt.

Aufgrund des erheblichen Überstimulationsrisikos werden zunächst lediglich 1–2 Ampullen (75–150 IE) pro Tag ab dem 5. Tag einer spontanen oder gestageninduzierten Blutung i.m. injiziert (Abb. 117). Engmaschige, präovulatorisch tägliche Kontrollen des Zervixindex (s. Kap. 2.2.6), der Östradiolwerte und der Follikelreifung (s. Kap. 2.3.1) sind unerläßlich. Sie erlauben die individuelle Anpassung der Dosierung und lassen ein drohendes Überstimulationsrisiko frühzeitig erkennen.

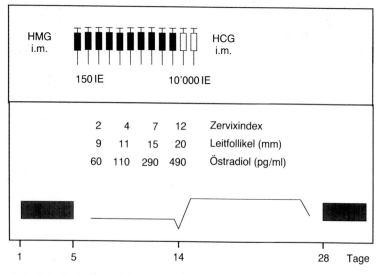

Abb. 117. Ovulationsinduktion mit HMG und HCG bei Anovulation

Wenn der Leitfollikel eine Größe von 18–22 mm erreicht hat und das Östradiol wenigstens 600 pg/ml (2000 pmol/l) beträgt, wird die Ovulation mit 5000–10'000 IE HCG (Pregnyl, Primogonyl, Profasi) i.m. an 2 aufeinanderfolgenden Tagen ausgelöst. Große Vorsicht ist beim Vorliegen von mehr als 2 größeren Follikeln mit Östradiolwerten über 1500 pg/ml bzw. 5000 pmol/l geboten.

Die Erfolgsaussichten hängen von der Indikationsstellung ab, sie sind bei hypogonadotropen Fällen deutlich besser als bei den leichteren, aber oft bereits längere Zeit erfolglos mit Clomifen behandelten normogonadotropen Störungen, bei denen es nicht selten zu vorzeitiger Luteinisierung der Follikel durch endogenes LH kommt. Die Ovulationsraten erreichen 90%, die Schwangerschaftsraten liegen in der erstgenannten Gruppe um 60%, in der zweiten um 20%.

Größtes Risiko einer HMG-Behandlung ist die ovarielle **Überstimulation**. In leichten Fällen kommt es lediglich zur Vergrößerung der Ovarien mit Unterleibsschmerzen, in mittelschweren Fällen zu Ovarialzysten und aufgetriebenem Abdomen, oft begleitet von Übelkeit, Erbrechen und Durchfall. Das schwere Überstimulationssyndrom, das in 0.5–1% aller Behandlungen beobachtet wird, ist durch multiple, oft sehr große Zysten, Aszites und Hydrothorax mit Dyspnoe gekennzeichnet. Besonders gefährlich ist die damit einhergehende Hämokonzentration, welche zusammen mit der östrogeninduzierten Thrombozytenaggregation zu thromboembolischen Zwischenfällen führen kann. Die Therapie ist praktisch immer konservativ, wobei Bettruhe und Korrektur der gestörten Flüssigkeits- und Elektrolytbilanz durch Infusionen unter stationären Bedingungen im Vordergrund stehen. Antikoagulation erübrigt sich meistens, dagegen können bei starken Abdominalbeschwerden und Dyspnoe Pleura- und Aszitespunktionen erwogen werden. Eine Laparotomie ist nur bei Stieldrehung oder Ruptur einer Zyste mit intraabdominaler Blutung indiziert.

Von einiger Bedeutung ist die mit dieser Behandlung auf etwa 20% erhöhte Mehrlingsrate und das in allen größeren Statistiken ausgewiesene Abortrisiko von 25–30%.

GnRH

Das den Gonadotropinen übergeordnete Releasinghormon (GnRH), ein synthetisch hergestelltes Decapeptid, welches unter den Bezeichnungen Lutrelef und Relefact im Handel erhältlich ist, kann ebenfalls zur Behandlung der anovulatorischen Sterilität verschiedener Schweregrade eingesetzt werden. Überzeugende Erfolge sind nur bei pulsatiler, dem physiologischen Sekretionsmuster angeglichener Applikation zu erwarten, wozu mittels einer computergesteuerten, tragbaren Minipumpe (Zyklomat, Abb. 118) über einen Verweilkatheter alle 90 min 2,5–5 µg GnRH intravenös oder subkutan verabfolgt werden. Bei hypogonadotropen Fällen kann die Dosierung nötigenfalls auf 10–20 µg pro Puls erhöht werden. Die Stimulationsdauer bis zur Ovulation ist unterschiedlich und nicht dosisabhängig, sie beträgt im Durchschnitt 9–14 Tage. Sobald die Ovulation erfolgt ist, kann die Pumpe entfernt werden, es empfiehlt sich jedoch, die Lutealphase mit HCG (Pregnyl, Primogonyl, Profasi) oder mit Progesteron zu stützen (s. Kap. 3.9.5). Hauptindikation

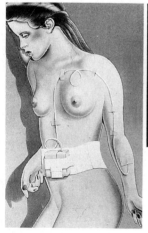
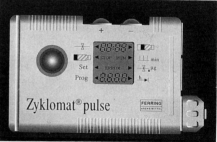

Abb. 118. Zyklomat zur pulsatilen GnRH-Applikation

für diese Behandlung sind hypothalamische Amenorrhöen, die nicht oder ungenügend auf orale Ovulationsauslöser ansprechen. Vorteile sind die im Vergleich zur Gonadotropinbehandlung weniger engmaschige Überwachung und das geringere Überstimulationsrisiko, Nachteile die nicht ganz seltenen katheterbedingten lokalen Entzündungen und Phlebitiden sowie die beschränkte Akzeptanz. Die Erfolgsraten sind mit denen der HMG-Behandlung vergleichbar, die Ovulationsrate beträgt 85–100%, die Schwangerschaftsrate je nach Indikation 60% und mehr. Die Mehrlingsrate liegt unter 10%.

Prolaktinhemmer

Bei hyperprolaktinämischen Ovulationsstörungen sind Dopaminagonisten angezeigt, ausgenommen bei größeren Prolaktinomen, die transsphenoidal reseziert werden sollten. Die Wirkstoffe der derzeit auf dem Markt befindlichen Prolaktinhemmer sind Bromocriptin (Pravidel, Parlodel, Serocryptin), Lisurid (Dopergin) und Metergolin (Liserdol), deren Dosierung sich nach den in Kap. 3.4 angeführten Kriterien richtet.

Die Schwangerschaftsraten sind ausgezeichnet und erreichen bei Fehlen anderer Sterilitätsfaktoren etwa 70%. Bei trotz normalisierter Prolaktinspiegel fortbestehenden Störungen der Follikelreifung, Ovulation oder Lutealphase kann eine zusätzliche Clomifen-, HMG- oder GnRH-Behandlung indiziert sein.

3.9.5 Behandlung der Lutealinsuffizienz

Eine Lutealinsuffizienz kann Folge einer gestörten Follikelreifung in der ersten Zyklushälfte sein oder nur die eigentliche Gelbkörperfunktion betreffen, wie dies nicht selten nach HMG-Therapie beobachtet wird. Je nach vermuteter Ursache erfolgt die Behandlung, die teilweise Ermessensfrage ist, mit Clomifen, HCG oder mit Gestagenen (Abb. 119). Ziel ist in

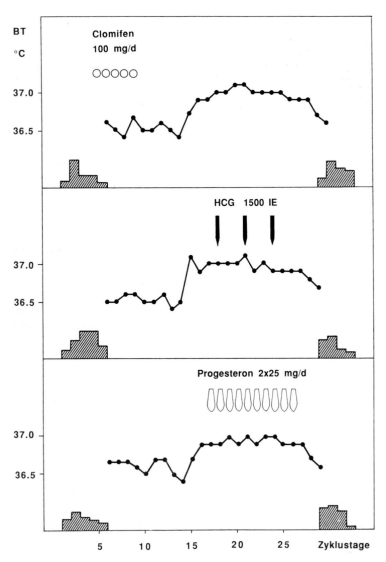

Abb. 119. Substitutions- und Stimulationstherapie der Lutealinsuffizienz

jedem Fall ein für die vollständige Transformation des Endometriums und optimale Implantationsbedingungen ausreichender Progesteronspiegel.

Clomifen

Clomifen (Dyneric, Clomid, Serophene) wird in gleicher Weise und Dosierung verwendet wie zur Ovulationsinduktion (s. Kap. 3.9.4). Es ist v.a. bei gleichzeitig bestehender Follikelreifungsstörung angezeigt.

HCG

Sowohl bei verkürzter, wie bei inadäquater Lutealphase läßt sich die Funktion des Corpus luteum mittels HCG (Pregnyl, Primogonyl, Profasi) verbessern. Dazu werden am 4., 7. und 10. Tag nach der Ovulation, in der Regel also am 18., 21. und 24. Zyklustag 1500–2500 IE i.m. injiziert. Bei Überstimulationsgefahr, besonders nach einer HMG-Behandlung, ist dieses Verfahren kontraindiziert.

Progesteron

Progesteron kann in Form von Vaginalsuppositorien zugeführt werden, welche allerdings nicht im Handel erhältlich sind und in einer Apotheke hergestellt werden müssen. Empfohlene Dosierung ist 2 × 1 Zäpfchen zu 25 mg/Tag während mindestens 10 Tagen, beginnend am 3. postovulatorischen Tag, was in der Regel dem 17. Zyklustag entspricht.

Mikronisiertes Progesteron kann auch peroral verabfolgt werden (Utrogestan), allerdings ist eine verhältnismäßig hohe Dosierung von 3 × 100 mg/Tag wiederum während mindestens 10 Tagen notwendig. Alternativ kann in gleicher Weise Dydrogesteron (Duphaston) in einer Dosierung von 20 mg/Tag verschrieben werden.

Schließlich kann ebenfalls am 3. postovulatorischen Tag eine Ampulle zu 250 mg Hydroxyprogesteron (Proluton Depot) i.m. injiziert werden.

3.9.6 Insemination

Inseminationen können homolog, d.h. mit Sperma des Partners (AIH = Arteficial Insemination from Husband) oder heterolog mit Spendersperma (AID = Arteficial Insemination from Donor) vorgenommen werden, wozu verschiedene Möglichkeiten bestehen. Der optimale Zeitpunkt wird aufgrund der Basaltemperaturkurve oder einer immunologischen Bestimmung der präovulatorischen LH-Spitze, zuverlässiger und sachgerechter jedoch mittels vaginalsonographischer Follikulometrie festgelegt. Wenn der Leitfollikel eine Größe von mindestens 18 mm erreicht hat, kann die Ovulation mit einer Injektion von 10'000 IE HCG (Pregnyl, Primogonyl, Profasi) innerhalb von 24–32 h ausgelöst werden.

Perizervikale Insemination

Bei diesem Verfahren wird ein auf die Zervix aufgesetzter, mittels Vakuumaspiration fixierter Portioadapter verwendet, welcher in 3 Größen erhältlich ist (Abb. 120). Das frische Nativsperma wird über den mit der Kappe verbundenen, mit einer Klemme versehenen Kunststoffschlauch injiziert. Die Entfernung erfolgt frühestens nach 1–2 h, allenfalls auch durch die Patientin selbst. Zumindest beim ersten Versuch empfiehlt sich eine analog zum Postkoitaltest (s. Kap. 2.2.7) durchgeführte Kontrolle des technischen Resultats.

Voraussetzung zur perizervikalen Insemination sind einwandfreie Zervixverhältnisse mit ausreichender Mukusqualität. Hauptsächliche Indikationen sind Parvisemie mit stark reduziertem Volumen, leicht subfertiles Sperma, Impotenz, Ejaculatio praecox und andere psychosexuelle Störungen. In diesen Fällen kann mit guten Erfolgsraten gerechnet werden,

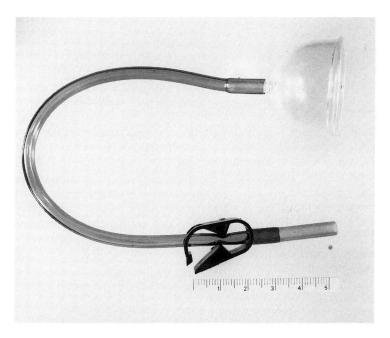

Abb. 120. Portioadapter zur perizervikalen Insemination

bei schweren andrologischen Störungen, insbesondere bei Astheno- und Teratozoospermie, sind sie dagegen sehr beschränkt. Allenfalls kann die Verwendung von Split-Ejakulaten von Vorteil sein.

Intrazervikale Insemination

Das verflüssigte Sperma kann auch mittels einer Knopfsonde oder eines Teflonkatheters direkt in den Zervikalkanal gebracht werden, wozu in der Regel ein Volumen von 0,5 ml genügt. Das Verfahren eignet sich besonders für kryokonserviertes Sperma, wie es v.a. für heterologe Inseminationen verwendet wird.

Intrauterine Insemination

Bei primärer oder clomifeninduzierter Dysmukorrhö und bei männlicher Subfertilität ist die direkte Einbringung von Sperma in den Uterus mittels eines transzervikal in den Fundus vorgeschobenen weichen Teflonkatheters vorzuziehen (Abb. 121). Dazu ist eine Aufbereitung der Spermien notwendig, ähnlich wie sie auch für den intratubaren Gametentransfer und die In-vitro-Fertilisation vorgenommen wird (Tabelle 18). Vorteile dieses Verfahrens sind die hohe Konzentration beweglicher, kapazitierter Spermien und die Umgehung des Zervikalkanals.

Die Einführung des Katheters gelingt in der Regel ohne Dilatation, sie erfolgt selbstverständlich unter sterilen Kautelen. Die Injektionsmenge beträgt 0,1–0,2 ml, die Liegezeit mindestens 15 min. Die Erfolgsraten bewegen sich je nach Indikation zwischen 10 und 40%.

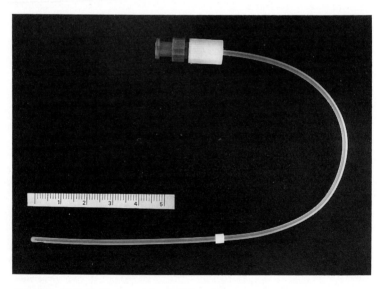

Abb. 121. Teflonkatheter zur intrauterinen Insemination

Tabelle 18. Spermaaufbereitung zur intrauterinen Insemination

1. 1,0 ml Sperma mit 4 ml mit 10% Patientenserum angereichertem Ham-F-10-Nährmedium überschichten
2. Mischen und 10 min mit 200 g zentrifugieren
3. Überstand abpipettieren und Sediment in 5 ml angereichertem Nährmedium resuspendieren
4. Erneut 10 min mit 200 g zentrifugieren
5. Überstand abpipettieren und Sediment mit 0,5 ml angereichertem Ham-F-10-Nährmedium überschichten
6. 60 min Inkubation (Swim-up) bei 37°C und 5% CO_2
7. Überstand, der die gut beweglichen Spermien enthält, mit Spritze absaugen

Heterologe Insemination

Die heterologe Insemination erfolgt vorzugsweise mit kryokonserviertem Spendersperma. Frischsperma sollte schon aus haftungsrechtlichen Gründen nicht zur Anwendung kommen, da ein Infektionsrisiko, insbesondere mit HIV, nicht mit Sicherheit ausgeschlossen werden kann.

Das Verfahren wird v.a. bei nicht therapierbarer männlicher Infertilität eingesetzt und ist bei richtiger Spenderauswahl sehr erfolgreich, hat aber wegen verschiedener ethischer und rechtlicher Probleme, wie der in Frage gestellten Spenderanonymität, in neuester Zeit etwas an Bedeutung verloren.

3.9.7 Intratubarer Gametentransfer (GIFT)

Unter intratubarem Gametentransfer versteht man die direkte Einbringung von Eizellen und aufbereiteten Spermatozoen in den ampullären Teil der Tuben, wo die Fertilisierung unter physiologischen Bedingungen stattfindet. Voraussetzung ist mindestens ein funktionstüchtiger Eileiter. Hauptsächlichste Indikationen sind idiopathische Sterilitätsfälle, erfolglose

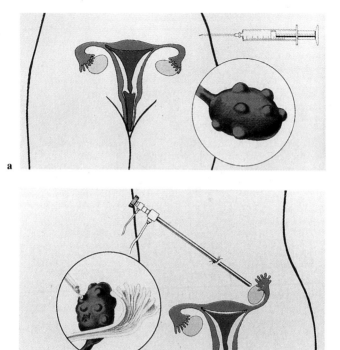

Abb. 122a–d. Intratubarer Gametentransfer (GIFT). **a** Follikelstimulation. **b** Laparoskopische Follikelpunktion. **c** Aufziehen der Eizellen und der aufbereiteten Spermien in einen Transferkatheter. **d** Einbringung in den ampullären Anteil der Tube

konservative Behandlung, leichte andrologische Störungen sowie immunologisch und zervikal bedingte Unfruchtbarkeit.

Die einzelnen Schritte des Verfahrens sind in stark vereinfachter Form in Abb. 122 dargestellt. Zunächst wird auch bei normalem Zyklus eine ovarielle Überstimulation mit dem Ziel der Heranreifung mehrerer Eizellen vorgenommen, wozu verschiedene Möglichkeiten bestehen. Am einfachsten ist das klassische HMG-Schema (s. Kap. 3.9.4), nach welchem

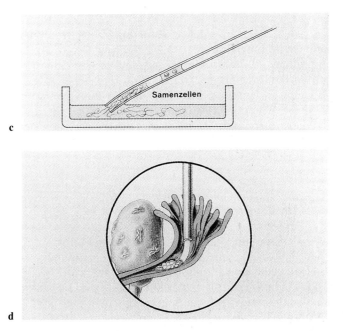

Abb. 122c,d

durchschnittlich während 8–12 Tagen unter hormonaler und sonographischer Überwachung 2–3 Ampullen Pergonal oder Humegon i.m. injiziert werden. Da es bei dieser Art der Behandlung nicht selten zu vorzeitiger LH-Ausschüttung und Luteinisierung der unrupturierten Follikel kommt, ist eine gleichzeitige Downregulation mit einem GnRH-Agonisten empfehlenswert. Sobald 2 oder mehr Follikel von mindestens 18 mm Durchmesser vorliegen, wird die Ovulation mittels einer intramuskulären Injektion von 10'000 IE HCG (Pregnyl, Primogonyl, Profasi) ausgelöst, 36 h später erfolgt die laparoskopische Follikelpunktion. Die durch elektronisch gesteuerte Vakuumaspiration gewonnenen Eizellen werden zusammen mit den aufbereiteten Spermien in einen Transferkatheter aufgezogen und 1–2 cm tief in das Tubenlumen eingeführt. Pro Seite werden dabei maximal 2 Oozyten transferiert. Die Erfolgsraten betragen bei ausreichender Erfahrung und richtiger Indikationsstellung 40–50%. Vorteil gegenüber der In-vitro-Fertilisation ist der Wegfall der Befruchtung und der Kultivierung der Eizelle im Labor, Nachteile sind die Notwendigkeit der Pelviskopie in Vollnarkose und die fehlende Beurteilungsmöglichkeit der Fertilisierungsrate. Ähnlich wie bei anderen assistierten Fortpflanzungstechniken sind auch die Kosten recht hoch.

3.9.8 In-vitro-Fertilisation (IVF) und Embryotransfer

Die In-vitro-Fertilisation, auch extrakorporale Befruchtung genannt, hat in kurzer Zeit ganz neuartige Behandlungsperspektiven eröffnet. Sie ist zum wichtigsten therapeutischen Konzept bei Tubensterilität geworden und gewinnt unter Einbezug mikromanipulatorischer Methoden auch bei andrologischen Störungen immer mehr an Bedeutung.

Die wichtigsten Schritte der In-vitro-Fertilisation sind die programmierte Stimulationsbehandlung, die Follikelpunktion zur Eizellgewinnung, die eigentliche In-vitro-Befruchtung mit aufbereiteten Spermien, die Kultivierung und der Transfer des Embryos.

Stimulationsprotokolle

Da im natürlichen Zyklus meist nur eine Eizelle heranreift, deren künstliche Befruchtung keine ausreichende Erfolgsrate verspricht, werden heute verschiedene Stimulationsschemata mit Humangonadotropinen teilweise kombiniert mit Clomifen eingesetzt. Gleichzeitig erfolgt in der Regel eine Downregulation des Hypophysenvorderlappens mit GnRH-Agonisten wie Triptorelin oder Buserelin, was die häufige, auf eine verfrühte Ausschüttung von endogenem LH zurückzuführende prämature

Luteinisierung noch nicht ausgereifter Follikel verhindert. Der Agonist kann zu diesem Zweck mehr oder weniger gleichzeitig mit der Stimulation verabfolgt werden, beispielsweise in Form täglicher subkutaner Injektionen von 0,5 mg Triptorelin (Decapeptyl), was als Kurzprotokoll bezeichnet wird. Alternativ kann er bereits in der mittleren Lutealphase des vorangehenden Zyklus zum Einsatz gelangen, wozu sich Depotpräparate (Decapeptyl Depot, Decapeptyl Retard) als Einmalinjektion eignen (Abb. 123). Dieses Langprotokoll hat Vor- und Nachteile, weshalb in den verschiedenen Zentren unterschiedliche Methoden verwendet werden.

Die Follikelreifung wird sonographisch und hormonal überwacht. Weisen mindestens 2–3 Follikel einen Durchmesser

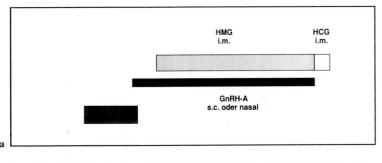

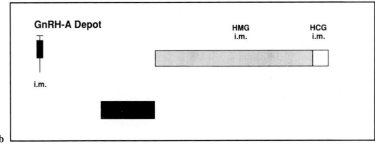

Abb. 123. Kurz- (**a**) und Langprotokoll (**b**) zur Follikelstimulation vor In-vitro-Fertilisation (IVF)

von 18 mm und mehr auf, erfolgt die Ovulationsauslösung mit 10'000 IE HCG i.m.

Eizellgewinnung

Die Eizellgewinnung erfolgt 36–38 h nach der Ovulationsinduktion, vorzugsweise durch transvaginale, ultraschallkontrollierte Follikelpunktion, welche im Gegensatz zur ursprünglich verwendeten Laparoskopie keine Narkose erfordert (Abb. 124). Nach Einführung des Schallkopfes in die Scheide wird die Punktionsnadel (Abb. 125) in den Follikel vorgeschoben, der Inhalt mittels elektronisch gesteuerter Vakuumpumpe aspiriert und die Eizelle im Punktat ausgesucht. Der Eingriff sollte

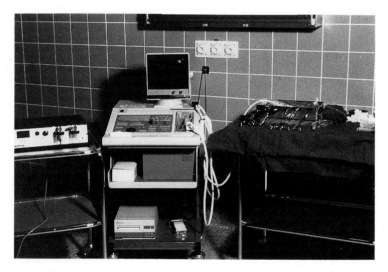

Abb. 124. Ausrüstung zur transvaginalen Follikelpunktion: Elektronisch gesteuerte Vakuumpumpe (*links*), Ultraschallgerät (*Mitte*), Bestecke (*rechts*)

Sterilität 199

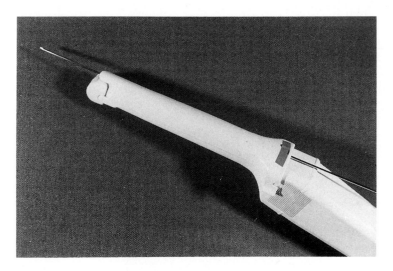

Abb. 125. Vaginalschallkopf mit Punktionsnadel zur transvaginalen Eizellgewinnung

in Narkosebereitschaft und unter adäquater postoperativer Überwachung durchgeführt werden, da es in äußerst seltenen Fällen zu intraabdominalen Blutungen kommen kann.

Insemination und Embryokultur

Die Eizellen werden nach 6stündiger Vorbehandlung in einem speziellen Kulturmedium, z.B. Hams F 10, mit 50'000–100'000 aufbereiteten Spermatozoen (Abb. 126) fertilisiert. Anschließend erfolgt die Kultivierung in einem Brutschrank bei 37 °C und einer Mischatmosphäre von 5% CO_2, 5% O_2 und 90% Stickstoff (Abb. 127). Nach 16–18 h wird eine erste Kontrolle vorgenommen, zu diesem Zeitpunkt liegt ein Vorkernstadium vor (Abb. 128), die Weiterkultivierung zum Vierzellstadium erfordert etwa 40 h (Abb. 129).

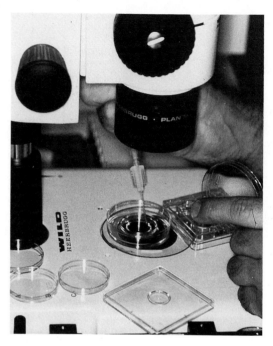

Abb. 126. Fertilisation der Oozyten

Embryotransfer

Nach nochmaliger morphologischer Überprüfung werden maximal 3–4 Embryonen in einen speziellen Transferkatheter aufgenommen und in Knie-Ellenbogen- oder Rückenlage transzervikal in die Gebärmutterhöhle gebracht. Überzählige fertilisierte Oozyten können kryokonserviert und in einem späteren Zyklus transferiert werden, ein Verfahren, das allerdings ethisch und rechtlich nicht unumstritten ist. Da aufgrund der verwendeten Stimulationsprotokolle und der Punktion der Follikel eine Gelbkörperinsuffizienz nicht ausgeschlossen ist, empfiehlt es sich, die Lutealphase mit HCG oder Progesteron zu stützen (s. Kap. 3.9.5).

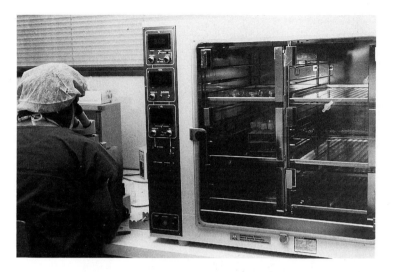

Abb. 127. Brutschrank zur Kultivierung fertilisierter Eizellen

Erfolgsraten

Je nach Erfahrung eines Zentrums und Selektion der Fälle kann heute mit Schwangerschaftsraten von 20–40% pro Punktion gerechnet werden. Das Risiko für Mehrlinge ist von der Zahl der transferierten Embryonen abhängig, jedoch wie die Abortrate deutlich erhöht. Umgekehrt muß nicht mit vermehrten Mißbildungen bei ausgetragenen Kindern gerechnet werden.

SUZI, ICSI

Nicht immer gelingt die In-vitro-Fertilisierung der Eizellen, besonders bei andrologischen Störungen gewinnen deshalb mikromanipulatorische Methoden an Bedeutung. Dazu zählen die Mikrofertilisation mittels subzonaler Insemination (SUZI) und die intrazytoplasmatische Spermieninjektion in die Eizelle (ICSI) (Abb. 130). Beide Verfahren sind erfolgversprechende

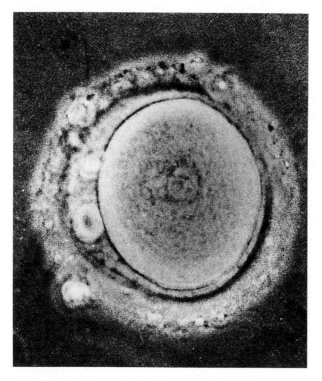

Abb. 128. Fertilisierte Eizelle: Vorkernstadium (18 h)

Alternativen zur klassischen IVF, erfordern jedoch eine kostspielige apparative Ausrüstung (Abb. 131) und viel Erfahrung.

Rechtliche Probleme

In allen deutschsprachigen Ländern hat der Gesetzgeber unterschiedlich restriktive, bis zum vollständigen Verbot gehende Vorschriften und Weisungen erlassen. Wenig Widerspruch ist dem Verbot von Leihmutterverhältnissen und von Experimenten an menschlichen Embryonen erwachsen, umstritten sind die

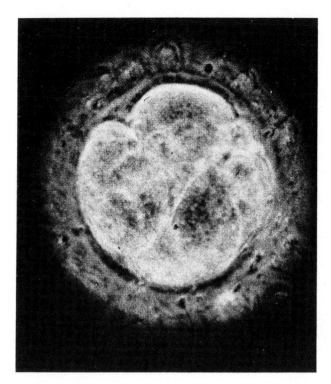

Abb. 129. Vierzellembryo (45 h)

Eizellspende und das Problem der überzähligen Embryonen. Eine europaweite Regelung ist anzustreben, soll nicht ein eigentlicher Sterilitätstourismus in Kauf genommen werden.

3.9.9 Operative Behandlungsmethoden

Wichtigste operative Verfahren bei mechanisch bedingten Sterilitätsfällen sind die Adhäsiolyse, die Neosalpingostomie und die Anastomosierung. Der präoperativen Abklärung mittels Laparoskopie und Chromopertubation (s. Kap. 2.3.4) kommt

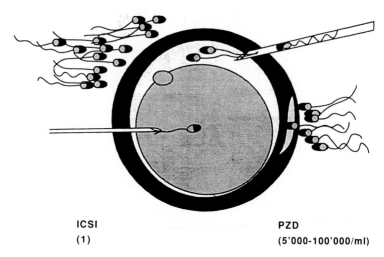

Abb. 130. Schematische Darstellung der klassischen IVF, der partiellen Zonadissektion (PZD), der subzonalen Insemination (SUZI) und der intrazytoplasmatischen Spermieninjektion (ICSI)

große Bedeutung zu, da bei ungünstigen Befunden eine IVF vorzuziehen ist.

Alle Verfahren sind aufwendig und sollten ausschließlich mikrochirurgisch, d.h. unter Verwendung eines speziellen Instrumentariums unter dem Operationsmikroskop erfolgen.

Adhäsiolyse

Die mikrochirurgische Adhäsiolyse ist v.a. bei periovariellen und peritubaren Verwachsungen angezeigt, welche die Tubenbeweglichkeit einschränken und den Eiaufnahmemechanismus beeinträchtigen (Abb. 132). Möglichst blutfreies Operieren und adäquate postoperative Adhäsionsprophylaxe sind unumgänglich. Die Erfolgsraten betragen 30–60%.

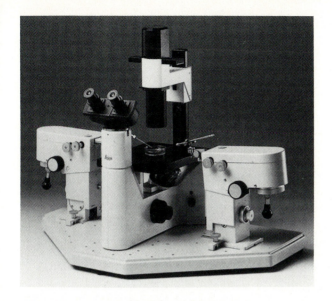

Abb. 131. Stereomikroskop mit Mikromanipulatoren für subzonale und intrazytoplasmatische Spermieninjektion

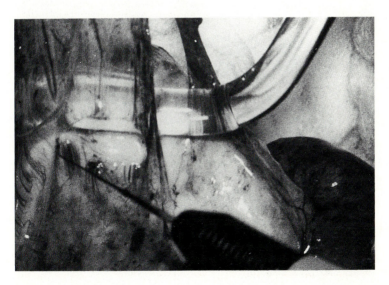

Abb. 132. Mikrochirurgische Adhäsiolyse bei tuboovariellen Verwachsungen

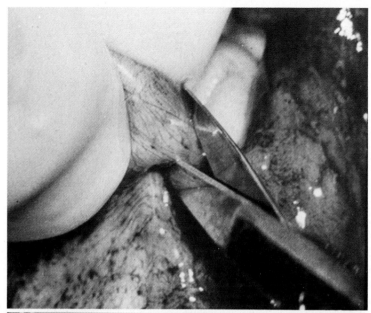
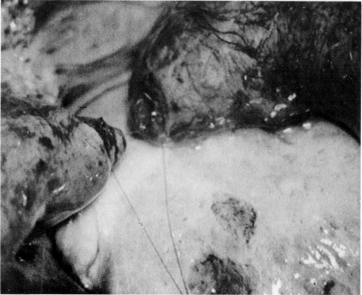

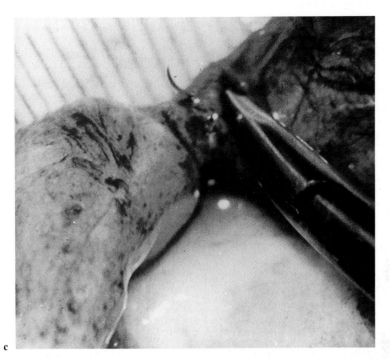

c

Abb. 133a–c. Mikrochirurgische Anastomose bei isthmischem Tubenverschluß. **a** Resektion des verschlossenen Tubenstücks. **b** Approximierung der Tubenstümpfe durch Situationsnähte. **c** Anastomosierung

Neosalpingostomie und Fimbrioplastik

Bei ampullären Verschlüssen, welche sich meist als Saktosalpinx äußern, und bei distalen Tubenstenosen kann eine Neosalpingostomie mit Bildung eines neuen Fimbrientrichters durchgeführt werden. Der Eingriff ist nur sinnvoll, wenn die proximalen Abschnitte und die Mukosaverhältnisse einwandfrei sind, was sich allenfalls tuboskopisch verifizieren läßt. Auch bei diesem Verfahren liegt die Erfolgsrate zwischen 30 und 60%.

Anastomosen

Bei Tubenverschluß im isthmischen, isthmokornualen oder isthmisch-ampullären Bereich kann nach Durchtrennung und Exzision des verschlossenen Anteils über einem dünnen Polyethylensplint eine Anastomose gebildet werden (Abb. 133), ein Verfahren, das auch mit großem Erfolg zur Refertilisation nach Tubensterilisation eingesetzt wird. Die Schwangerschaftsraten erreichen 40–80%, allerdings ist das Risiko einer Extrauteringravidität erhöht.

Anhang: Ausgewählte Hormonpräparate

(D Deutschland, CH Schweiz, A Österreich)

Östrogene

Wirkstoff	Handelsform	Handelsname (Land)	Herstellerfirma
Östradiol	Pflaster	Estraderm TTS (D, CH, A)	Ciba-Geigy
		Systen (CH)	Cilag
	Gel	Oestrogel (CH)	Golaz
Östradiol + Östriol	Tbl.	Estrofem (CH, A)	Novo
		Estrifam (D)	Novo
Östradiolvalerat	Drg.	Progynova (D, CH, A)	Schering
		Progynova mite (D, CH, A)	Schering
	Inj.	Progynon-Depot (D, CH, A)	Schering
Konjugierte Östrogene	Drg.	Premarin (CH)	Wyeth
		Premarin (A)	Kali-Chemie
		Presomen (D)	Kali-Chemie
	Drg.	Conjugen (D, CH, A)	Klinge
	Drg.	Transannon (CH)	BMS
		Transannon (D)	Heyden
	Kaps.	Oestro-Feminal (D, CH, A)	Mack
Östriol	Tbl. Créme Ovula	Ovestin (D, CH, A)	Organon
	Créme	Ortho-Gynest (D, CH, A)	Cilag
	Ovula		

Anhang: Ausgewählte Hormonpräparate

Östriolsuccinat	Filmtbl.	Synapause (D, A)	Nourypharma
Ethinylestradiol	Tbl.	Progynon C (D, CH, A)	Schering

Gestagene

Wirkstoff	Handelsform	Handelsname (Land)	Herstellerfirma
Progesteron	Kaps.	Utrogestan (CH)	Golaz
	Gel	Progestogel (D)	Nourypharma
		Progestogel (CH)	Golaz
Hydroxyprogesteron-caproat	Inj.	Proluton Depot (D, CH, A)	Schering
Medroxyprogesteron-acetat (MPA)	Tbl.	Clinofem (D)	Upjohn
	Tbl.	Prodafem (CH)	Upjohn
	Tbl.	Provera (A)	Upjohn
	Tbl.	Farlutal (D, A)	Farmitalia
	Inj.	Depo-Provera (CH, A)	Upjohn
	Inj.	Depot-Clinovir (D)	Upjohn
Medrogeston	Tbl.	Prothil (D)	Kali-Chemie
		Colpro (CH)	Wyeth
		Colpron (A)	Arcana
Dydrogesteron	Tbl.	Duphaston (D, CH, A)	Duphar
Norethisteronacetat	Tbl.	Primolut-Nor (D, CH, A)	Schering
Lynestrenol	Tbl.	Orgametril (D, CH, A)	Organon

Östrogen-Gestagen-Präparate (ohne Ovulationshemmer)

Wirkstoff	Handelsform	Handelsname (Land)	Herstellerfirma
Östradiolvalerat + Norgestrel (zweiphasisch)	Drg.	Cyclo-Progynova (D)	Schering
		Cyclacur (CH, A)	Schering
Östradiolvalerat + Cyproteronacetat (zweiphasisch)	Drg.	Climen (D, CH, A)	Schering

Anhang: Ausgewählte Hormonpräparate 211

Wirkstoff	Handelsform	Handelsname (Land)	Herstellerfirma
Östradiol + Östriol + Norethisteronacetat (dreiphasisch)	Tbl.	Trisequens (D, CH, A) Trisequens forte (D, CH, A)	Novo
Östradiol + Östriol + Norethisteronacetat (einphasisch)	Tbl.	Kliogest (D, CH, A)	Novo
Konjugierte Östrogene + Medrogeston (zweiphasig)	Drg.	Presomen compositum (D) Premarin plus (CH)	Kali-Chemie Wyeth
Östradiol + Norethisteronacetat (zweiphasig)	Pflaster	Estracomb (D, CH, A)	Ciba-Geigy
Ethinylestradiol + Norethisteronacetat	Tbl.	Primosiston (D, CH, A)	Schering
Östradiolbenzoat + Hydroxyprogesteron-caproat	Inj.	Primosiston (D, CH) Östrolut (A)	Schering Schering

›Androgene

Wirkstoff	Handelsform	Handelsname (Land)	Herstellerfirma
Mesterolon	Tbl.	Proviron (D, CH, A)	Schering
Testosteronpropionat + Testosteronenantat	Inj.	Testoviron Depot (D, CH, A)	Schering

Antiandrogene

Wirkstoff	Handelsform	Handelsname (Land)	Herstellerfirma
Cyproteronacetat	Tbl.	Androcur (D, CH, A)	Schering
Ethinylestradiol + Cyproteronacetat	Tbl.	Diane 35 (D, CH) Diane mite (A)	Schering Schering
Chlormadinonacetat	Tbl.	Gestafortin (D)	Merck
Ethinylestradiol + Chlormadinonacetat	Filmtbl.	Neo-Eunomin (D) Neo-Eunomin (CH)	Grünenthal Cilag

Prolaktinhemmer

Wirkstoff	Handelsform	Handelsname (Land)	Herstellerfirma
Bromocriptin	Tbl.	Pravidel (D)	Sandoz
		Parlodel (CH, A)	Sandoz
Bromocriptin-methansulfonat	Tbl.	Serocryptin (CH)	Serono
Lisuridhydrogenmaleat	Tbl.	Dopergin (D, CH, A)	Schering
Metergolin	Tbl.	Liserdol (CH)	Wyeth

Antigonadotropine

Wirkstoff	Handelsform	Handelsname (Land)	Herstellerfirma
Danazol	Kaps.	Winobanin (D)	Winthrop
		Danatrol (CH)	Winthrop
		Danokrin (A)	Winthrop
Gestrinon	Gelkaps.	Nemestran (CH)	Roussel

Orale Ovulationsauslöser

Wirkstoff	Handelsform	Handelsname (Land)	Herstellerfirma
Clomifencitrat	Tbl.	Dyneric (D)	Merrell
	Tbl.	Clomid (CH)	Merrell
	Tbl.	Pergotime (D)	Serono
	Tbl.	Serophene (CH)	Serono
Epimestrol	Tbl.	Stimovul (D)	Organon

Gonadotropine

Wirkstoff	Handelsform	Handelsname (Land)	Herstellerfirma
HMG (Menopausen-gonadotropin)	Inj.	Pergonal (D, CH, A)	Serono
	Inj.	Humegon (D, CH, A)	Organon
FSH	Inj.	Fertinorm (D, A)	Serono
		Metrodin (CH)	Serono

HCG	Inj.	Predalon (D, A)	Organon
		Pregnyl (CH)	Organon
		Primogonyl (D, CH, A)	Schering
		Pregnesin (D)	Serono
		Profasi (CH)	Serono

GnRH und GnRH-Agonisten

Wirkstoff	Handelsform	Handelsname (Land)	Herstellerfirma
GnRH	Inj.	Relefact (D)	Hoechst
	Inj.	Relisorm (CH)	Serono
	Inj.	GnRH Serono	Serono
	Pumpe (pulsatil)	Lutrelef (D, CH)	Ferring
Buserelin	Inj.	Suprefact (D, A)	Behring
Buserelinacetat	Nasalspray	Suprefact nasal (D, A)	Behring
	Nasalspray	Suprecur	Hoechst
Triptorelinacetat	Inj.	Decapeptyl (D)	Ferring
	Inj.	Decapeptyl Retard (CH)	Ferring
	Inj.	Decapeptyl Depot (D, A)	Ferring
Goserelinacetat	Inj.	Zoladex (D, CH, A)	ICI

Literatur

Bücher

Barbieri RL, Schiff I (1988) Reproductive endocrine therapeutics. Liss, New York

Bettendorf G, Breckwoldt M (Hrsg) (1984) Reproduktionsmedizin. Fischer, Stuttgart

Brosens I, Donnez J (eds) (1992) The current status of endometriosis. Parthenon, Carnforth

Bruhart MA, Canis M (eds) (1987) Endometriosis. Karger, Basel

Buchsbaum HJ (ed) (1983) The menopause. Springer, Berlin Heidelberg New York

Colpi GM, Pozza D (eds) (1992) Diagnosing male infertility. Karger, Basel

De Cherney AH, Polan ML, Lee RD, Boyers StP, Hilland U, Bohnet HG (Hrsg) (1990) Steriles Paar. Diesbach, Berlin

Diedrich K (Hrsg) (1990) Neue Wege in Diagnostik und Therapie der Sterilität. Enke, Stuttgart

Distler W, Hofmann N (1985) Fertilitätsstörungen. Thieme, Stuttgart

Ferin M, Jewelewicz R, Warren M (1993) The menstrual cycle. Oxford University Press, Oxford

Gold JJ, Josimovich JB (eds) (1987) Gynecologic endocrinology. Plenum Medical Book, New York

Greenblatt RB, Mahesh VB, Genbrett RD (1987) The cause and management of hirsutism. Parthenon, Carnforth

Huber A, Hiersche HD (1987) Praxis der Gynäkologie im Kindes- und Jugendalter. Thieme, Stuttgart

Huber J (1986) Fertilitätsstörungen der Frau. Enke, Stuttgart

Insler V, Lunenfeld B (1993) Infertility. Churchill Livingstone, Edinburgh

Keller PJ (Hrsg) (1994) Menopause. Bäbler, Bern

Knobil E, Neill JD (eds) (1988) The physiology of reproduction. Raven, New York

Knörr K, Knörr-Gärtner H, Beller FK, Lauritzen C (1989) Geburtshilfe und Gynäkologie, Physiologie und Pathologie der Reproduktion. Springer, Berlin Heidelberg New York Tokyo

Kopera H (1991) Hormonelle Therapie für die Frau. Springer, Berlin Heidelberg New York Tokyo

Krause W, Ruthange CF (Hrsg) (1991) Andrologie. Enke, Stuttgart

Kuhl H, Taubert HD (1987) Das Klimakterium. Thieme, Stuttgart

Lachelin HCL (1991) Instruction to clinical reproductive endocrinology. Butterworth-Heinemann, Cambridge

Lauritzen C (Hrsg) (1987) Gynäkologische Endokrinologie. Klinik der Frauenheilkunde und Geburtshilfe, Bd 1, 2. Aufl. Urban & Schwarzenberg, München

Leidenberger FA (1992) Klinische Endokrinologie für Frauenärzte. Springer, Berlin Heidelberg New York Tokyo

L'Hermite M (1989) Update on hormonal treatment in the menopause. Karger, Basel

Ott DJ, Fayoz JA (1991) Hysterosalpingography. Urban & Schwarzenberg, Baltimore

Riddick DH (1987) Reproductive physiology in clinical practice. Thieme, New York

Rock JA, Murphy AA, Jones HW (1992) Female reproductive surgery. Williams & Williams, Baltimore

Runnebaum B, Rabe T (1994) Gynäkologische Endokrinologie und Fortpflanzungsmedizin. Springer, Berlin Heidelberg New York Tokyo

Schindler AE (Hrsg) (1988) Antiandrogen-Östrogentherapie bei Androgenisierungserscheinungen. de Gruyter, Berlin

Schlaff WD, Roch JA (eds) (1993) Decision making in reproductive endocrinology. Blackwell, Oxford

Schweppe KW (1984) Morphologie und Klinik der Endometriose. Schattauer, Stuttgart

Seibel MM (1990) Infertilitiy. Appleton & Lange, Norwalk, Connecticut

Speroff L, Glass HR, Kase NG, Bohnert HG (1989) Gynäkologische Endokrinologie & steriles Paar. Diesbach, Berlin

Stalecke H (Hrsg) (1982) Endokrinologie des Kindes- und Jugendalters. Springer, Berlin Heidelberg New York

Strecker JR, Lauritzen C (1992) Praxis der Hormonbehandlung im Klimakterium. Enke, Stuttgart

Studd JWW, Whitehead MI (eds) (1988) The menopause. Blackwell, Oxford

Taylor PJ, Collins JA (1992) Unexplained infertility. Oxford University Press, Oxford

Wallach EE, Kompers RD (eds) (1988) Modern trends in infertility and conception control, vol 4. Medical Publications, Chicago

Yovich J, Grundzinskas G (1990) The management of infertility. Heinemann, Oxford

Originalarbeiten und Spezialliteratur

Physiologie

Aso T, Kawagoe S (eds) (1991) New aspects of prolactin in human reproductive physiology. Horm Res 35 [Suppl 1]

Baker TG, Sum OW (1976) Development of the ovary and oogenesis. Clin Obstet Gynecol 3: 3

Bentley PJ (1980) The endocrinology and pharmacology of reproduction. In: Bentley PJ (ed) Endocrine pharmacology. Cambridge University Press, Cambridge, p 270

Catt KJ, Pierce JG (1986) Gonadotropic hormones of the adenohypophysis. In: Yen SSC, Jaffe RB (eds) Reproductive endocrinology. Saunders, Philadelphia, p 75

Channing CP, Schaerf FW, Anderson LD, Tsafriri A (1980) Ovarian follicular and luteal physiology. Int Rev Physiol 22: 177

Costoff A, Mahesh VD (1975) Primordial follicles with normal oocytes in the ovaries of postmenopausal women. J Am Geriatr Soc 21: 193

Di Zerega GS, Hodgen GD (1981) Folliculogenesis in the primate ovarian cycle. Endocr Rev 2: 27

Diedrich K, Van der Ven H, Krebs D, Physiologie der Reproduktion. In: Krebs D (Hrsg) Reproduktion, Störungen in der Frühgravidität. Urban & Schwarzenberg, München, S 3

Ferin M, van Vugt D, Wardlaw S (1984) The hypothalamic control of the menstrual cycle and the role of endogenous opioid peptides. Rec Progr Horm Res 40: 441

Ferin M, Jewelewicz R, Warren M (1993) The menstrual cycle. Oxford University Press, Oxford

Girard J (ed) (1991) Endocrinology of puberty. Horm Res 36: 91

Goodman RL, Knobil E (1981) The sites of action of ovarian steroids in the regulation of LH secretion. Neuroendocrinology 32: 57

Jones GS, Garcia JE, Rosenwaks Z (1984) The role of gonadotropins in follicular stimulation an oocyte maturation in the human. J Clin Endocrinol Metab 49: 178

Judd SJ (1985) The neuroendocrinology of reproduction. In: Shearman RP (ed) Clinical reproductive endocrinology. Churchill Livingstone, Edinburgh, p 1

Keller PJ (1986) Chemie und Pharmakologie der synthetischen Gestagene. In: Kontrazeptive Gestagene. Thieme, Stuttgart, S 3

Knobil E, Hotchkiss J (1988) The menstrual cycle and its neuroendocrine control. In: Knobil E, Neill J et al. (eds) The physiology of reproduction. Raven, New York, p 1971

Lauritzen C (Hrsg) (1987) Endokrinologie der Prä- und Postmenopause. In: Gynäkologische Endokrinologie. Klinik der Frauenheilkunde und Geburtshilfe, Bd 1. Urban & Schwarzenberg, München, S 217

Lincoln DW, Fraser HM, Lincoln GA, Martin GB, McNeilly AS (1985) Hypothalamic pulse generator. Recent Prog Horm Res 41: 369

McNeilly AS, Tsonis GG, Baird DT (1988) Inhibin. Hum Reprod 3: 45

Mori H, Miyake A (eds) (1992) New aspects of the physiology and pathology of the luteal phase. Horm Res 37 [Suppl 1]

Potashnik G, Insler V, Meizner I (1987) Frequency, sequence and side of ovulation in women menstruating normally. Br Med J 294: 219

Richards JS (1980) Maturation of ovarian follicles: action and interaction of pituitary and ovarian hormones on follicular cell differentiation. Physiol Rev 60: 51

Rosenfield RL (1982) The ovary and female sexual maturation. In: Kaplan SA (ed) Clinical pediatric and adolescent endocrinology. Saunders, Philadelphia, p 217

Styne DM, Grumbach MV (1986) Puberty in the male and female. In: Yen SSC, Jaffe RB (eds) Reproductive Endocrinolgy. Saunders, Philadelphia, p 313

Taketani Y, Kawagoe S (eds) (1993) Aging of reproductive organs. Horm Res 39 [Suppl 1]

Yen SSC (1986) The human menstrual cycle. In: Yen SSC, Jaffee RB (eds) Reproductive endocrinology. Saunders, Philadelphia

Wildt L, Leyendecker G (1981) Die endokrine Kontrolle des menstruellen Zyklus. Gynäkologe 14: 64

Wildt L (1990) Die endokrine Kontrolle der Ovarialfunktion und die Pathophysiologie endokriner Ovarialfunktionsstörungen. In: Diedrich K (Hrsg) Neue Wege in Diagnostik und Therapie der Sterilität. Enke, Stuttgart, S 21

Zeleznik AJ, Hillier SG (1984) The role of gonadotropins in the selection of the preovulatory follicle. Clin Obstet Gynecol 27: 927

Untersuchungsmethoden

Ansari AH (1982) Diagnostic procedures for assessment of tubal patency. In: Wallach EE, Kempers RD (eds) Modern trends in infertility and conception control, vol 2. Harper & Row, Philadelphia, p 187

Anttila L, Kostinen P, Irjala K, Kaihola HL (1991) Reference intervals for serum sex steroids and gonadotropins in regularly menstruating women. Acta Obstet Gynecol Scand 70: 475

Critser JK, Noiles EE (1993) Bioassays of sperm function. Semin Reprod Endocrinol 2: 1

Davis RO, Katz DF (1993) Computer-aided sperm analysis: technology at crossroads. Fertil Steril 59: 953

Degenhardt F (1988) Atlas der vaginalen Ultraschalldiagnostik. Wissenschaftliche Verlagsgesellschaft, Stuttgart

Donat H (1985) Spermaantigene und Spermaantikörper. Zentralbl Gynäkol 107: 1401

Downs KA, Gibson M (1983) Basal body temperature graph and the luteal phase defect. Fertil Steril 40: 466

Driessen F, Holwerda PJ, vd Putte SCJ, Kremer J (1980) The significance of dating an endometrial biopsy for the prognosis of the infertile couple. Int J Fertil 25: 125

Gerhard I, Schlereth I, Eggert-Kruse W, Klinga K, Runnebaum B, Vecsei P (1990) Bedeutung der Testosteron-, DHEAS- und Androstendionbestimmung im Rahmen der weiblichen Fertilitätsdiagnostik und -therapie. Fertilität 6: 1

Hackelöer BJ (1984) The role of ultrasound in female infertility management. Ultrasound Med Biol 10: 35

Hansmann M, Hackelöer BJ, Staudach A (1984) Ultraschalldiagnostik in Geburtshilfe und Gynäkologie. Springer, Berlin Heidelberg New York

Insler V, Melmed H, Eichenbrenner I, Serr DM, Lunenfeld B (1972) The cervical score – a simple semiquantitative method for monitoring of the menstrual cycle. Int J Gynecol Obstet 10: 233

Knuppen R (1988) Analytisch-chemische Verfahren. In: Bettendorf G, Breckwoldt M (Hrsg) Reproduktionsmedizin. Fischer, Stuttgart, S 192

Lehmann F (1980) Klinische Relevanz von Hormonbestimmungen. Anwendung in der Gynäkologie. Kassenarzt 20: 2870

Lichtenberg V (1988) Radioimmunologische Verfahren. In: Bettendorf G, Breckwoldt M (Hrsg) Reproduktionsmedizin. Fischer, Stuttgart, S 201

Ludwig G, Frick J (1987) Praxis der Spermatologie. Springer, Berlin Heidelberg New York Tokyo

Maklad NF (1984) Monitoring follicular development with ultrasound. In: Wolf DP, Quigley MM (eds) Human in vitro fertilization and embryo transfer. Plenum, New York London, p 119

Meldrum DR, Chetkowski RJ, Steingodl KA, Randle D (1984) Transvaginal ultrasound scanning of ovarian follicles. Fertil Steril 42: 803

Moghissi KS (1976) Postcoital test: physiologic basis, technique and interpretation. Fertil Steril 27: 2

Neis KJ, Hepp H (1991) Hysteroskopie. Thieme, Stuttgart

Paulson JD, Speck G, Albarelli JN (1984) The use of ultrasonography in patients with unexplained infertility. Fertil Steril 42: 489

Ritchie WGM (1985) Ultrasound in the evaluation of normal and induced ovulation. Fertil Steril 43: 167

Schütte B (1987) Penetration ability of human spermatozoa into standardized bovine cervical mucus (Penetrak) in patients with normal and pathological semen samples. Andrologia 19: 217

Schwimer SR, Lebovic J (1984) Transvaginal pelvic ultrasonography. J Ultrasound Med 3: 381

Sigg C, Hornstein OP (1987) Das Spermiozytogramm. Perimed, Erlangen

Sokolowski G, Wood GW (1981) Radioimmunoassay in Theorie und Praxis. Schnetztor, Konstanz

Tanner JM (1975) Growth and endocrinology of the adolescent. In: Gardner LI (ed) Endocrine and genetic diseases of childhood and adolescence. Saunders, Philadelphia

Wild RA, Sanfilippo JS, Toledo AA (1986) Endometrial biopsy in the infertility investigation. J Reprod Med 31: 954

Zyklusstörungen

Aiman J, Smentek C (1985) Premature ovarian failure. Obstet Gynecol 66: 9

Alper MM, Garner PR (1985) Premature ovarian failure: its relationship to autoimmune disease. Obstet Gynecol 66: 27

Aydinal SA, Simon JA (1993) Secondary amenorrhea. In: Schlaff WB, Rock JA (eds) Decision making in reproductive endocrinology. Blackwell, Oxford, p 55

Breckwoldt M, Siebers JW, Müller U (1981) Die primäre Ovarialinsuffizienz. Gynäkologe 14: 131

Crosignani PG, Rubin B (1990) Dysfunctional uterine bleeding. Hum Reprod 5: 637

Friedman CI, Barrows H, Kim MH (1983) Hypergonadotropic hypogonadism. Am J Obstet Gynecol 145: 360

Keller PJ (1989) Amenorrhoe und Menstruationsanomalien. In: Bettendorf G, Breckwoldt M (Hrsg) Reproduktionsmedizin. Fischer, Stuttgart, S 463

Lauritzen Ch (1983) Diagnostik und Therapie der Zyklusstörungen während Pubertät und Adoleszenz. Gynäkologe 16: 32

Leyendecker G, Wildt L, Plotz EJ (1981) Die hypothalamische Ovarialinsuffizienz. Gynäkologe 14: 84

Mendenhall HW (1984) Evaluation and management of dysfunctional uterine bleeding. Semin Reprod Endocrinol 2: 369

Menon V, EdwardsRL, Butt WR, Bluck M, Lunch SS (1984) Review of 59 patients with hypergonadotrophic amenorrhea. Br J Obstet Gynaecol 19: 63

Nielsen J, Sillesen I, Hansen KB (1980) Fertility in women with Turner syndrome. Case report and review of literature. Fertil Steril 33: 672

Padilla SL (1993) Primary amenorrhea. In: Schlaff WD, Rock JA (eds) Decision making in reproductive endocrinology. Blackwell, Oxford, p 49

Rebar RW (1983) Premature menopause. Semin Reprod Endocrinol 1: 169

Vaughn TC (1984) Dysfunctional uterine bleeding in the adolescent. Semin Reprod Biol 2: 259

Weise HC (1988) Woher kommt die regelwidrige Blutung – Zur Differentialdiagnose und Therapie. Sexualmedizin 10: 596

Weise HC, Moltz L, Bispink G, Leidenberger F (1989) Rationelle hormonale Diagnostik der Oligomenorrhoe. Geburtsh Frauenheilkd 49: 694

Dysmenorrhö und prämenstruelles Syndrom

Bergsjo P (1979): Socioeconomic implications of dysmenorrhoea. Acta Obstet Gynecol Scand 87: 67
Bettendorf G (1989) Menstruationsabhängige Erkrankungen. In: Bettendorf G, Breckwoldt M (Hrsg) Reproduktionsmedizin. Fischer, Stuttgart, S 478
Blackwell RE (1983) Management of dysmenorrhoea. In: Schlaff WD, Reck JA (eds) Decision making in reproductive endocrinology. Blackwell, Oxford, p 70
Dawood MY (1981) Dysmenorrhoea. Williams & Williams, Baltimore
Dawood MY (ed) (1985) Premenstrual syndrome and dysmenorrhoea. Urban & Schwarzenberg, Baltimore
Dennerstein L, Morse C, Brown J, Smith M, Oats J, Burrows G (1987) Hormonal treatment for premenstrual complaints. In: Genazzani AR, Volpe A, Facchinetti F (eds) Gynecological endocrinology. Parthenon, Casterton Hall, p 205
Gise LH, Kase NG, Berkowitz RL (1988) The premenstrual syndromes. Churchill Livingstone, New York
Greenblatt R, Hammond DO, Clark SL, Augusta G (1954) Membranous dysmenorrhoea studies and etiology and treatment. Am J Obstet Gynecol 69: 835
Magos A, Studd J (1988) The premenstrual syndrome – a review. In: Studd JWW, Whitehead MI (eds) The menopause. Blackwell, Oxford, p 271
Reid RL, Yen SSC (1981) Premenstrual syndrome. Am J Obstet Gynecol 139: 85
Stout AL, Steege JF (1985) Psychological assessment of women seeking treatment for premenstrual syndromes. J Psychosom Med 29: 621
Widholm O (1979) Dysmenorrhoea during adolescence. Acta Obstet Gynecol Scand 87: 61
Widholm O (1979) Social and psychological factors in relation to premenstrual tension and menstrual pain. Aust N Zla J Obstet Gynaecol 19: 111
Zahradnik HP, Breckwoldt M (1984) Contribution to the pathogenesis of dysmenorrhoe. Arch Gynecol 216: 99

Hyperprolaktinämie

Blackwell RE (1985) Diagnosis and management of prolactinomas. Fertil Steril 43: 5
Bohnet HG (1986) Hyperprolaktinämie. Grosse, Berlin
Chiodini PG, Liuzzi A, Verde G et al. (1980) Size reduction of a prolactin secreting adenoma during long-term treatment with the dopamine agonist lisuride. Clin Endocrinol 12: 47
Fahlbusch R, Nistor R, Buchfelder M, Huk W (1988) Imaging magnetic

resonance (MRI) in the preoperative diagnosis of pituitary adenomas: a comparison with CT. In: Landolt AM et al. (eds) Advances in pituitary adenoma research. Pergamon, Oxford, p 117

Flückiger E, Del Pozo E, Werder K von (1982) Prolactin. Springer, Berlin Heidelberg New York

Franks S, Murray AF, Jequier AM, Steele SJ, Nabarro JDN, Jacobs HS (1975) Incidence and significance of hyperprolactinaemia in women with amenorrhoea. Clin Endocrinol 4: 597

George AE (1984) Radiologic diagnosis of pituitary tumors. Semin Reprod Endocrinol 2: 47

Jakobs HS, Franks S, Murray MAF, Hull MGR, Steele SJ, Nabarro JDN (1976) Clinical and endocrine features of hyperprolactinaemic amenorrhoea. Clin Endocrinol 5: 439

Kletzky OA (1984) Diagnostic approaches to hyperprolactinemic states. Semin Reprod Endocrinol 2: 23

Klibanski A (1984) Osteoporosis and hyperprolactinemia. Semin Reprod Endocrinol 2: 93

Klibanski A, Neer RM, Beitins IZ, Ridgway EC, Zervas NT, McArthur JW (1980) Decreased bone density in hyperprolactinemic women. N Engl J Med 303: 1511

Landolt AM (1981) Surgical treatment of pituitary adenoms: Postoperative prolactin and fertility in seventy patients. Fertil Steril 35: 620

Lengyel AMH, Mussro W, Imamura P, Vieira JGH, Lancranjan I (1993) Long-acting injectable bromocriptine (Parlodel LAR) in the chronic treatment of prolactin secreting macroadenoma. Fertil Steril 59: 980

Leyendecker G, Nocke W, Schmidt-Gollwitzer M, Entzian W, Del Pozo E (1977) Klinik der hyperprolaktinämischen Amenorrhoe. Gynäkologe 10: 93

Lüdecke DK, Herrmann HD, Hörmann C, Desaga U, Saeger W (1983) Microsurgery and combination with dopamine agonists in the treatment of prolactinomas. In: Tolis G et al. (eds) Prolactin and Prolactinomas. Raven, New York, p 453

Melmed S (1984) Control of prolactin synthesis and secretion. Semin Reprod Endocrinol 2: 1

Nabarro JGN (1982) Review: Pituitary prolactinomas. Clin Endocrinol 17: 129

Peters F, Schuth W, Breckwoldt M (1982) Ist die Palpation der Mamma ein Störfaktor für die Prolaktinbestimmung? Geburtsh Frauenheilkd 42: 223

Rjosk HK, von Werder K, Fahlbusch R (1976) Hyperprolaktinämische Amenorrhoe. Geburtsh Frauenheilkd 36: 575

Schneider HPG, Bohnet HG (1981) Die hyperprolaktinämische Ovarialinsuffizienz. Gynäkologe 14: 104

Tindall GT, Kovacs K, Horvath E, Thorner MO (1982) Human prolactin-producing adenomas and bromocriptine: A histological, immunocytochemical, ultrastructural, and morphometric study. J Clin Endocrinol Metab 55: 1178 von Werder K, Eversmann T, Rjosk HK, Fahlbusch R (1982) Treatment of hyperprolactinemia. In: Ganong WF, Martini L (eds) Frontiers in neuroendocrinology. Raven, New York, p 123

Yen SSC (1986) Prolactin in human reproduction. In: Yen SSC, Jaffe RB (eds) Reproductive endocrinology. Saunders, Philadelphia, p 237

Androgenisierung

Bates GW, Lucas JA (1986) Hyperandrogenism and obesity. Semin Reprod Endocrinol 4: 189

Biffignandi P, Massucchetti C, Mulinatt GM (1984) Female hirsutism: Pathophysiological considerations and therapeutic implications. Endocr Rev 5: 498

Bondy PK (1985) Disorders of the adrenal cortex. In: Wilson JD, Foster DW (eds) Williams Textbook of Endocrinology. Saunders, Philadelphia, p 816

Brodie BL, Wentz AC (1987) Late onset congenital adrenal hyperplasia: a gynecologist's perspective. Fertil Steril 48: 175

Brook CGD, Jacobs HS, Stanhope R (1988) Polycystic ovaries in childhood. Br Med J 296: 878

Cedars MI, Chang RJ (1986) Functional ovarian causes of hyperandrogenism. Semin Reprod Endocrinol 4: 143

Clark AF (1986) Androgen biosynthesis, production and transport in the normal and hyperandrogenic women. Semin Reprod Endocrinol 4: 77

Cumming DC, Yang JC, Rebar RW, Yen SSC (1982) Treatment of hirsutism with spironolactone. JAMA 247: 1295

Ebling FJ, Cooke ID, Randall VA, Sawers RS, Thomas AK, Skinner J (1979) Einfluss von Cyproteronacetat auf die Aktivität der Haarfollikel und Talgdrüsen beim Menschen. In: Hammerstein J, Lachnit-Fixson U, Neumann F, Plewig G (Hrsg) Androgenisierungserscheinungen bei der Frau. Excerpta Medica, Amsterdam, S 243

Ehrmann DA, Rosenfield RL (1990) An endocrinological approach to the patient with hirsutism. J Clin Endocrinol 71: 1

Erkola R, Hirvenen E, Luikku J, Lumme R, Männiké H, Aydinlik S (1990) Ovulation inhibitors containing cyproterone acetate or desogestrel in the treatment of hyperandrogenic symptoms. Acta Obstet Gynecol Scand 69: 61

Ferriman D, Gallwex JD (1961) Clinical assessment of body hair growth in women. J Clin Endocrinol Metab 21: 1440

Goldzieher JW (1981) Polycystic ovarian disease. Fertil Steril 25: 371

Kaiser E, Gruner S (1991) Langzeituntersuchungen mit einem Antiandrogen/ Östrogen – Kombinationspräparat zur Wirksamkeit, Leberverträglichkeit und Fettstoffwechsel bei Frauen. Geburtsh Frauenheilkd 51: 298

Keller PJ (1992) Klinische Erfahrungen mit Diane−35. In: Breckwoldt M

(Hrsg) Diagnostik und Therapie von Androgenisierungserscheinungen der Frau. Diesbach, Berlin, S 148

Kohn B, Levine LS, Pollack MS et al. (1982) Late onset steriod 21-hydroxylase deficiency: a variant of classical congenital adrenal hyperplasia. J Clin Endocrinol Metab 55: 817

Lobo RA (1986) "Idiopathic hirsutism" – Fact or fiction. Semin Reprod Endocrinol 4: 179

Maroulis GB (1981) Evaluation of hirsutism and hyperandrogenemia. Fertil Steril 36: 273

Moltz L (1988) Hormonale Diagnostik der sogenannten androgenetischen Alopezie der Frau. Geburtsh Frauenheilkd 48: 203

Moltz L, Schwartz U (1986) Gonadal and adrenal androgen secretion in hirsute females. J Clin Endocrinol Metab 15: 229

Nakamura Y, Taketani Y (1990) New aspects of pathophysiology and treatment of polycystic ovary syndrome. Horm Res 33 [Suppl 2]

Neumann F, Schleusener A, Albring M (1979) Pharmakologie der Antiandrogene. In: Hammerstein J, Lachnit-Fixson U, Neumann F, Plewig G (Hrsg) Androgenisierungserscheinungen bei der Frau. Excerpta Medica, Amsterdam, S 149

O'Brien RC, Cooper ME, Murray RML, Seeman E, Thomas AK, Herums G (1991) Comparison of sequential cyproterone acetate/estrogen versus spironolactone/oral contraceptive in the treatment of hirsutism. J Clin Endocrinol 71: 1008

Pang S, Lerner AJ, Stoner E et al. (1985) Late onset adrenal steroid-3ß-hydroxysteroid dehydrogenase deficiency. In: A cause of hirsutism in pubertal and postpubertal women. J Clin Endocrinol Metab 60: 428

Polson DW, Adams J, Wadsworth J, Franks S (1988) Polycystic ovaries – A common finding in normal women. Lancet I: 870

Schindler AE (1990) Antiandrogentherapie bei der Frau. Geburtsh Frauenheilkd 50: 749

Steingold KA, Judd HL, Lu JHK et al. (1986) Treatment of severe androgen excess due to ovarian hyperthecosis with a long acting gonadotropin-releasing hormone agonist. Am J Obstet Gynecol 154: 1241

Wentz AC (1993) Hirsutism. In: Schlaff WD, Rock JA (eds) Decision making in reproductive endocrinology. Blackwell, Oxford, p 261

Endometriose

American Fertility Society (1985) Revised classification of endometriosis. Fertil Steril 43: 351

Barbieri RL, Rayn KJ (1985) Medical therapy for endometriosis: Endocrine pharmacology. Semin Reprod Endocrinol 3: 339

Edes EE, Coulam CB (1988) Relationship between the luteinized unruptured follicle syndrome and endometriosis. Semin Reprod Endocrinol 6: 273
Elstein M, Bancroft K (1989) Sterilität und geringgradige Endometriose. Endometriose 7: 4
Haney AF (1988) Pelvic endometriosis: etiology and pathology. Semin Reprod Endocrinol 6: 287
Homm RJ, Mathur S (1988) Autiommune factors in endometriosis: cause or effect? Semin Reprod Endocrinol 6: 279
Kauppila A, Isomaa V, Rönnberg L et al. (1985) Effect of gestrinone on endometriosis tissue and endometrium. Fertil Steril 44: 466
Kauppila A, Teilmaa S, Rönnberg L (1989) Wirkungsmechanismen und klinische Erfolge der Steroidbehandlung bei Endometriose. Endometriose 1: 4
König J (1989) Endometriose: Therapie mit Buserelin. In: Schindler AE, Schweppe K (Hrsg) Endometriose – neue Therapiemöglichkeiten durch Buserelin. de Gruyter, Berlin, S 67
Mettler L, Semm K (1989) Diagnostik der Endometriose. In: Schindler AE, Schweppe KW (Hrsg) Endometriose – neue Therapiemöglichkeiten durch Buserelin. de Gruyter, Berlin, S 43
Schindler AE (1984) Prognose der Endometriose nach Therapie. Endometriose 2: 8
Schweppe KW (1984) Therapieerfolge und Rezidivrate nach Endometriosebehandlung mit Danazol. Endometriose 5: 4
Schweppe KW (1988) Medikamentöse Behandlung der Endometriose. Gynäkologe 21: 52
Semm K (1988) Endometriose. In: Schneider HPG, Lauritzen C, Nieschlag E (Hrsg) Grundlagen und Klinik der menschlichen Fortpflanzung. de Gruyter, Berlin, S 1009
Wheeler JM, Malinak LR (1988) Does mild endometriosis cause infertility? Semin Reprod Endocrinol 6: 239

Mammaerkrankungen

Brun del Re R (1988) Brustschmerzen: Differentialdiagnose und Therapie. Helv Chir Acta 55: 921
Brun del Re R (1992) Klinik, Abklärung und Therapie gutartiger Mammaerkrankungen. In: Benz J (Hrsg) Senologie. Bäbler, Bern, S 23
Durning P, Sellwood RA (1982) Bromocriptine in severe cyclical breast pain. Br J Surg 69: 248
Fournier DV v, Grumbrecht C (1987) Behandlung der Mastopathie, Mastodynie und des prämenstruellen Syndroms. Therapie-Woche 37: 430
Fournier D v, Kubli F, Junkermann H, Bauer M, Legler U, Arabin B, Müller A (1984) Medikamentöse und operative Therapie der Mastopathie in Abhängigkeit vom Entartungsrisiko. Frauenarzt 4: 27

Herrmann U, Walther M (1983) Mastodynie: Differentialdiagnose und Therapie. Ther Umsch 7: 620

Junkermann H (1987) Gutartige Brusterkrankungen. In: Runnebaum B, Rabe T (Hrsg) Gynäkologische Endokrinologie. Springer, Berlin Heidelberg New York Tokyo, S 549

Kubista E, Müller G, Spona J (1986) Behandlung der Mastopathie mit zyklischer Mastodynie: Klinische Ergebnisse und Hormonprofile. Gynäkol Rundsch 26: 221

Leinster SJ, Whitehouse GH, Walsh PV (1987) Cyclical mastalgia: Clinical and mammographic observations in a screened population. Br J Surg 74: 220

Lohbeck HU, Knippenberger H (1988) Gutartige Erkrankungen der Brustdrüse. In: Wulf KH, Schmidt-Matthiesen H (Hrsg) Klinik der Frauenheilkunde und Geburtshilfe, Bd 8: Gutartige gynäkologische Erkrankungen. Urban & Schwarzenberg, München, S 317

Silverberg KM (1993) Evaluation and management of galactorrhea and nipple discharge. In: Schlaff WD, Rock JA (eds) Decision making in reproductive endocrinology. Blackwell, Oxford, p 320

Walther M (1981) Ein Beitrag zur lokalen perkutanen Behandlung der Mastodynie. Schweiz Ründsch Med Praxis 70: 1304

Postmenopause

Bush TL, Cowan LD, Barrett-Connor E (1983) Estrogen use and all cause mortality. JAMA 249: 903

Buttermann G (1989) Änderungen der Knochendichte in der frühen Postmenopause mit und ohne Östrogen- bzw. Östrogen/Gestagen-Substitution. In: Lauritzen C (Hrsg) Menopause: Hormonsubstitution heute. Informed, München, S 115

Casper RF, Yen SSC (1985) Neuroendocrinology of menopausal flushes: an hypothesis of flush mechanism. Clin Endocrinol 22: 293

Chetkowski RJ, Meldrum DR, Steingold KA et al. (1986) Biologic effects of transdermal estradiol. N Engl J Med 314: 1615

Christiansen C (1992) Prevention and treatment of osteoporosis: a review of current modalities. Bone 13: 35

Colditz GA, Willett WC, Stampfer MJ, Rosner B, Speizer FE, Hennekens CH (1987) Menopause and the risk of coronary heart disease in women. N Engl J Med 316: 1105

Distler W (1986) Epidemiologische und sozialmedizinische Aspekte des Klimakteriums. Gynäkologe 19: 199

Dupont WD, Page DL (1991) Menopausal estrogen replacement therapy and breast cancer. Arch Intern Med 151: 67

Enzelsberger H, Metka M, Heytmanek G (1989) Untersuchungen zur Psychosomatik an Frauen im Klimakterium. Geburtsh Frauenheilkd 49: 289

Hammond CB, Maxson WS (1982) Current status of estrogen therapy for the menopause. Fertil Steril 38: 5
Henderson BE, Ross RK, Paganini-Hill A, Mack TM (1986) Estrogen use and cardiovascular disease. Am J Obstet Gynecol 154: 1181
Hesch RD, Völker W, Schneider HPG (1985) Prävention der Osteoporose. Dtsch Ärztebl 82: 485
Kaplan NM (1985) Estrogen replacement therapy. Effect on blood pressure and other cardiovascular risk factors. J Reprod Med 30: 802
Keller PJ (1991) Grundlagen der Hormonsubstitution in der Postmenopause. Schweiz Rundsch Med (Praxis) 80: 431
Keller PJ (1989) Die perkutane Östrogentherapie in der Postmenopause. Schweiz Med Wochenschr 119: 999
Kiel DP, Felson DT, Anderson JJ, Wilson PWF, Moskowitz MK (1987) Hip fracture and the use of estrogens in postmenopausal women. N Engl J Med 317: 1169
Kuhl H (1988) Atherosklerose-Prophylaxe durch Östrogensubstitution? Geburtsh Frauenheilkd 48: 747
Lauritzen C (1986) Kosten-Nutzen-Risiko-Analyse der Östrogenbehandlung im Klimakterium. Gynäkologe 19: 266
Lauritzen C (Hrsg) (1987) Endokrinologie der Prä- und Postmenopause. In: Gynäkologische Endokrinologie. Klinik der Frauenheilkunde und Geburtshilfe, Bd 1. Urban & Schwarzenberg, München, S 217
Lauritzen C (1990) Nichthormonale Therapie klimakterischer Beschwerden. Gynäkol Praxis 14: 43
Lindsay R (1987) Estrogen therapy in the prevention and management of osteoporosis. Am J Obstet Gynecol 156: 1347
Lobo RA (1989) Cardiovascular disease, menopause, and the influence of hormone replacement therapy. In: Hammond CB, Haseltine FP, Schiff I (eds) Menopause. Evaluation, treatment, and health concerns. Liss, New York, p 313
Pettiti DB, Perlmann JA, Sidney S (1987) Noncontraceptive estrogens and mortality: Long-term follow up of women in the Walnut Creek Study. Obstet Gynecol 70: 289
Ringe JD, Greten H, Windler E (1989) Gefässprotektion. Ein zusätzliches Argument für die Östrogen/Gestagen-Substitution in der Postmenopause? Dtsch Ärztebl 86: 2351
Schneider HPG (1989) Grundlagen der Östrogentherapie. Arch Gynecol Obstet 246: 76
Staland B (1985) Continuous treatment with a combination of estrogen and gestagen – a way of avoiding endometrial stimulation. Acta Obstet Gynecol Scand (Suppl) 130: 29
Stampfer MJ, Willett WC, Colditz GA, Rosner B, Speizer FE, Hennekens CH (1985) A prospective study of postmenopause estrogen therapy and coronary heart disease. N Engl J Med 313: 1044
Utian WHJ (1987) Overview on menopause. Am J Obstet Gynecol 156: 1280

Wenderlein JM (1982) Depression und Klimakterium. Geburtsh Frauenheilk 42: 833
Whitehead MI, Fraser D (1987) Controversies concerning the safety of estrogen replacement therapy. Am J Obstet Gynecol 156: 1313
Ziegler R (1989) Östrogene und Osteoporose. Geburtsh Frauenheilkd 49: 82

Sterilität

Adashi EY (1984) Clomiphene citrate: mechanism(s) and site(s) of action – a hypothesis revisited. Fertil Steril 42: 331
Allen NC, Herbert CM, Maxson WS, Rogers BJ, Diamond MP, Wentz AC (1985) Intrauterine insemination: a critical review. Fertil Steril 44: 569
Alpüstün S, Al-Hasani K, Diedrich O, Bauer O, Werner A, Krebs D (1993) In-vitro-Fertilisation. Pragmatische Faktoren. Geburtsh Frauenheilkd 53: 351
Asch RH, Ellsworth LR, Balmaceda JP, Wong PC (1984) Pregnancy after translaparoscopic gamete intrafallopian transfer. Lancet 2: 1034
Asch RH, Balmaceda JP, Ellsworth LR, Wong PC (1986) Preliminary experience with gamete intrafallopian transfer (GIFT). Fertil Steril 45: 366
Balasch J, Vanrell JA, Marquez M, Burzaco I, Gonzalez-Merlo J (1982) Dydrogesterone versus vaginal progesterone in the treatment of the endometrial luteal phase deficiency. Fertil Steril 37: 751
Berg D, Rjosk H-K, Jänicke F, Werder K v (1983) Behandlung der hyperprolaktinämischen Amenorrhoe durch pulsatile Gabe von Gonadotropin-Releasinghormon. Geburtsh Frauenheilkd 43: 686
Berg D, Mickan H, Michael S, Döring K, Gloning K, Jänicke F, Rjosk HK (1983) Ovulation and pregnancy after pulsatile administration of gonadotropin releasing hormone. Arch Gynecol 233: 205
Berg D, Mickan H, Rjosk HK, Zander J (1984) Die Behandlung anovulatorischer Patientinnen durch pulsatile Gabe von Gonadotropin-Releasinghormon. Geburtsh Frauenheilkd 44: 715
Bettendorf G, Braendle W, Sprotte C (1985) Gonadotropinstimulation während einer LHRH-Analogen-induzierten Hemmung der Hypophysenfunktion. Geburtsh Frauenheilkd 45: 431
Birkhäuser MH, Huber PR, Neuenschwander E, Näpflin S (1988) Induktion der Follikelreifung mit "reinem" FSH beim polyzystischen Ovarsyndrom. Geburtsh Frauenheilkd 48: 220
Braendle W, Sprotte C, Bettendorf G (1985) Gonadotropinbehandlung bei Ovarialinsuffizienz, Stimulation der Follikelreifung mit humanem urinärem FSH. Geburtsh Frauenheilkd 45: 438
Brosens IA, Boeckx WD, Delattin P, Puttemans P, Vasquez G (1987) Salpingoscopy: a new preoperative diagnostic tool in tubal infertility. Br J Obstet Gynaecol 98: 768
Check JH, Adelson HG (1987) The efficacy of progesterone in achieving suc-

cessful pregnancy: II. In women with pure luteal phase defects. Int J Fertil 32: 139

Davajan V, Vargyas JM, Kletzky OA, March CM, Bernstein GS, Mishell DR jr, Marrs RP (1983) Intrauterine insemination with washed sperm to treat infertility. Fertil Steril 40: 419

Diedrich K, van der Ven H, Al Hasani S, Krebs D (1988) Ovarian stimulation for in-vitro fertilization. Hum Reprod 3: 39

Diedrich K, van der Ven H, Al Hasani S, Lehmann F, Krebs D (1984) Extrakorporale Befruchtung und Embryo-Transfer in der Sterilitätsbehandlung. Dtsch Ärztebl 51: 3819

Dor J, Itzkowic DJ, Mashiach S, Lunenfeld B, Serr DM (1980) Cumulative conception rates following gonadotropin therapy. Am J Obstet Gynecol 136: 102

Fischl F, Deutinger J (1985) Die intrauterine homologe Insemination als Behandlungsversuch bei Oligo- und Oligoasthenozoospermie. Geburtsh Frauenheilkd 45: 670

Fraser HM (1984) GnRH and its analogues: current therapeutic applications and new prospects. Drugs 27: 187

Glazener CA, Bailey I, Hull MGR (1985) Effectiveness of vaginal administration of progesterone. Br J Obstet Gynaecol 92: 364

Glezerman M, Bernstein D, Insler V (1984) The cervical factor of infertility and intrauterine insemination. Int J Fertil 29: 16

Gomel V (1978) Salpingostomy by microsurgery. Fertil Steril 29: 380

Gomel V (1978) Microsurgery in infertility. Int J Fertil 23: 244

Gronau A, Lehmann F, Leidenberger F, Bettendorf G (1978) Ergebnisse der Routinetherapie mit Clomiphen. Geburtsh Frauenheilkd 38: 775

Hammerstein J, Schmidt B (1981) Role of epimestrol in induced ovulation. In: Insler V, Bettendorf G (eds) Advances in diagnosis and treatment of infertility. Elsevier, Amsterdam, p 131

Hammond MG (1984a) Monitoring techniques for improved pregnancy rates during clomiphene ovulation induction. Fertil Steril 42: 499

Hoffman DI et al. (1985) Ovulation induction in clomiphene-resistant anovulatory women: Differential follicular response to purified urinary folliclestimulation (FSH) versus purified urinary FSH and luteinizing hormone. J Clin Endocrinol Metab 60: 922

Imoedemehe DAG, Sigue AB (1993) Subzonal multiple sperm injection in the treatment of previous failed human in vitro fertilization. Fertil Steril 59: 172

Jones GES (1976) The luteal phase defect. Fertil Steril 27: 351

Kahn JA, von Düring V, Sunde A, Sordal T, Molme K (1993) The efficacy and efficiency of an in-vitro-fertilization programme including embryo cryopreservation; a cohort study. Hum Reprod 8: 247

Kentenich H, Lehmann F, Haeske-Seeberg H, Seeberg B (1993) Aktueller Stand der IVF- und GIFT-Therapie in der Bundesrepublik Deutschland 1991. Fertilität 9: 45

Köhler RF (1980) Epimestrol bei kinderloser Ehe. Dtsch Med Wochenschr 36: 1250

Konickx PR, Brosens IA (1984) The luteinized unruptured follicle syndrome. In: Taubert HD, Kuhl H (eds) The inadequate luteal phase. MTP-Press, London, p 184

Krebs D (1989) In-vitro-Fertilisation, intratubarer Gametentransfer und intrauterine Insemination. In: Bettendorf G, Breckwoldt M (Hrsg) Reproduktionsmedizin. Fischer, Stuttgart, S 516

Lanzendorf SE, Hassen WA (1993) Cytoplasmic sperm injection. Semin Reprod Endocrinol 2: 95

Leyendecker G, Wildt L (1985) Ovulation und Schwangerschaft durch pulsatile Zufuhr von GnRH. Eine Analyse von 213 Zyklen. Fertilität 1: 2

Leyendecker G, Wildt L (1984) Pulsatile Therapie der hypothalamischen Amenorrhoe mit Gonadotropin-Releasing-Hormon. Dtsch Med Wochenschr 109: 462

Lindner C, Braendle W, Bispink L, Lichtenberg V, Bettendorf G (1987) Gonadotropin stimulation and in vitro fertilization following selective pituitary suppression with LH-RH-analogue. Geburtsh Frauenheilkd 47: 490

Liukkonen S, Koskimies AI, Tenhunen A, Ylöstalo P (1984) Diagnosis of luteinized unruptured follicle (LUF) syndrome by ultrasound. Fertil Steril 41: 26

Mackenna AI, Zegers-Hochschild F, Fernandez EO, Fabres CV, Huidobro CA, Guadarrama AR (1992) Intrauterine insemination: critical analysis of a therapeutic procedure. Hum Report 7: 351

Marana R, Quagliarello J (1988) Distal tubal occlusion: microsurgery versus in vitro fertilization – a review. Int J Fertil 33: 107

Marana R, Quagliarello J (1988) Proximal tubal occlusion: microsurgery versus IVF – a review. Int J Fertil 33: 338

Marrs R (1983) Clomiphene. Infertility 6: 31

Meckies J, Leo-Rossberg I, Felshart R, Moltz L, Hammerstein J (1976) Behandlung steriler Frauen mit Epimestrol. Dtsch Med Wochenschr 101: 1711

Menon V, Brutt WR, Clayton RN, Edwards RL, Lynch SS (1984) Pulsatile administration of GnRH for the treatment of hypogonadotrophic hypogonadism. Clin Endocrinol 21: 223

Mortimer D (1991) Sperm preparation techniques and iatrogenic failures of in-vitro-fertilization. Hum Reprod 6: 173

Nachtigall RD, Faure N, Glass RH (1979) Artificial insemination of husband's sperm. Fertil Steril 32: 141

Nillius SJ, Skarin G, Wide L (1984) Subcutaneous pulsatile LH-RH therapy of secondary amenorrhoea. Upsala J Med Sci 89: 53

Noss U, Wiedemann R, Hepp H (1987) Intratubarer Gametentransfer – Ergebnisse von 219 Behandlungszyklen bei idiopathischer Sterilität, andrologischer Subfertilität und ausgewählten Formen von Genitalatrophie. Geburtsh Frauenheilkd 47: 224

Ory SJ (1983) Clinical uses of luteinizing hormone-releasing hormone. Fertil Steril 39: 577

Reid RL, Leopold GR, Yen SSC (1981) Induction of ovulation and pregnancy with pulsatile luteinizing hormone releasing factor: dosage and mode of deliverty. Fertil Steril 36: 553

Rosenfeld DL, Chudow St, Bronson RA (1980) Diagnosis of luteal phase inadequacy. Obstet Gynecol 56: 193

Rudolf DL, Martens E, Hofmannn R, Rüting M (1983) Ergebnisse der Behandlung der funktionellen Sterilität mit Clomiphen. Zentralbl Gynäkol 105: 193

Sandoz J (1983) Clinical applications of LHRH and its analogues. Clin Endocrinol 18: 571

Scheidel P, Hepp H, DE Cherney AH (1990) Operative Techniken der Reproduktionsmedizin. Urban & Schwarzenberg, München

Scheidel P, Hepp H (1987) Operative Therapie der tubären Sterilität. In: Runnebaum B, Rabe T (Hrsg) Gynäkologische Endokrinologie. Springer, Berlin Heidelberg New York Tokyo, S 385

Schenker JG, Weinstein D (1978) Ovarian hyperstimulation syndrome: A current survey. Fertil Steril 30: 255

Schwartz M, Jewelewicz R, Dyrenfurth I, Tropper P, Vande Wiele RL (1980) Use of HMG/HCG for induction of ovulation. Am J Obstet Gynecol 138: 801

Schwartz M, Jewelewicz R (1981) Use of gonadotropins for induction of ovulation. Fertil Steril 35: 3

Seibel MM, Kamrava M, McArdle C, Taymor ML (1983) Ovulation induction and conception using subcutaneous pulsatile luteinizing hormone-releasing hormone. Obstet Gynecol 61: 292

Skarin G, Nillius SJ, Wide L (1983) Pulsatile subcutaneous lowdose gonadotropin-releasing hormone treatment of anovulatory infertility. Fertil Steril 40: 454

Smith SK, Lenton EA, Landgren B-M, Cooke JD (1984) The short luteal phase and infertility. Br J Obstet Gynaecol 91: 1120

Sunde A, Kahn AJ (1986) Intrauterine insemination with pretreated sperm. A european collaborative report. Human Reprod 1 [Suppl 2]

Testart J, Belaisch-Allart J, Forman R, Gazengel A, Strubb N, Hazout A, Frydman R (1989) Influence of different stimulation treatments on oocyte characteristics and in-vitro fertilizing ability. Human Reprod 4: 192

Wildt L, Leyendecker G (1985) Die pulsatile Substitution mit Gonadotropin-Releasinghormon zur Behandlung der Sterilität bei hypothalamischer Amenorrhoe. Internist 26: 266

Wildt L, Diedrich K, van der Ven H, Al Hasani S, Hübner H, Klasen R (1986) Ovarian hyperstimulation for in-vitro fertilization controlled by GnRH agonist administered in combination with human menopausal gonadotropins. Human Reprod 1: 15

Wiltbank MC, Kossasa TS, Rogers BJ (1985) Treatment of infertile patients by intrauterine insemination of washed spermatozoa. Andrologia 17: 22

Winston RML, Margara RA (1980) Techniques for the improvement of microsurgical anastomosis. In: Crosignani PG, Rubin BS (eds) Microsurgery in female infertility. Grune & Stratton, New York

Wong PC, Balmaceda JP, Blanco JD, Gribbs RS, Asch RH (1986) Sperm washing and swim-up technique using antibiotics removes microbes from human semen. Fertil Steril 45: 97

Wong PC, Asch RH (1987) Induction of follicular development with luteinizing hormone-releasing hormone. Semin Reprod Endocrinol 5: 399

Sachverzeichnis

Abbruchblutung 72, 93
Abort 23
ACTH 4
ACTH-Test 77, 137
Adenomyosis uteri 89, 141
Adhäsiolyse 204
Adhäsionen 175
Adoleszenz 25
Adrenogenitales Syndrom 136
Akne 122
Akrosin 82
Amenorrhö 95
 Diagnostik 98, 104, 109
 Klassifizierung 95
 primäre 96
 sekundäre 108
 Therapie 98, 104, 111, 112
Androblastom 134
Androgene 14, 16, 65
Androgenetische Alopezie 125
Androgenisierung 122
Androstandiolglukuronid 66
Androstendion 12, 66
Anorexia nervosa 109
Anovulation 180
Antiandrogene 126
Antigonadotropine 142
Asherman-Syndrom 113
Asthenozoospermie 176
Azoospermie 177

Baby-Comp 30
Basaltemperaturkurve 30
Basalzellen 35

Bioself 30
Blastozyste 21
Bromocriptin 118, 187

CBG 14
Choriongonadotropin s. HCG
Chromopertubation 54, 180
Clomifen 181, 189
Clomifentest 78
Computertomographie 58
Corpus luteum 10
 graviditatis 23
 Insuffizienz 32, 187
Cortisol 70
Cyclofenil 183
Cyproteronacetat 122, 124, 131

Danazol 142
Dehydroepiandrosteron 12
 -sulfat 66
Dexamethason-Hemmtest 76
Dihydrotestosteron 66, 122
Dopamin 3
Dopaminagonisten 118
Downregulation 195, 196
Dysmenorrhö 114, 141
Dysmukorrhö 176, 182
Dyspareunie 141, 156

Eizelle 8
Embryoblast 22
Embryotransfer 200
Empty-Sella-Syndrom 97

Endometriose 139
  Abklärung 141
  Therapie 142
Endometrium 18
Endometriumbiopsie 44
Endorphin 3
Enzymimmunoassay 61, 82
Epimestrol 183
Ethinylestradiol 164

Farntest 40
Feedback 6
Fertilität 173
Fimbrioplastik 207
Follikel 8
FSH 4, 62
fT4 70
Funktionstests 71

Galaktographie 152
Galaktorrhö 152
Gametentransfer 193
Genitalbehaarung 28
Gestagene 12
  Therapie 85, 87, 93, 111, 143, 148
  Wirkung 16
Gestagentest 71
GIFT 193
Gigantomastie 146
Glandulär-zystische Hyperplasie 92, 172
Glukosidase 81
GnRH 3
  Biosynthesedefekt 97
  Therapie 186
GnRH-Agonisten 144, 197
GnRH-Test 73
Gonadenagenesie 101
Gonadendysgenesie 100
Gonadotropine 4
  Bestimmung 62
  Normalwerte 64
  Therapie 183
Gonadotropintest 78
Granulosazellen 9
Granulosazelltumor 172

Gynatresien 105

HCG 23
  Therapie 182, 185, 189
HDL-Cholesterin 160
Hirsutismus 127
Hitzewallungen 153
HMG 183, 194
Hochleistungssport 109
Hodenbiopsie 82
Hormonanalysen 60
Hormonsubstitution 164
Humangonadotropine 183
Hydroxylase 136
Hydroxyprogesteron 12, 69
Hymenalatresie 107
Hypermenorrhö 89
Hyperprolaktinämie 117
Hypogonadismus 98, 101
Hypomenorrhö 89
Hypophyse 4
Hypothalamus 2
Hysterosalpingographie 51
Hysteroskopie 57, 180

ICSI 201
Implantation 23
In-vitro-Fertilisation 196
Inhibin 8
Insemination 190
  heterologe 193
  intrauterine 192
  intrazervikale 191
  perizervikale 190
  subzonale 201
Intermediärzellen 35

Kallmann-Syndrom 97
Kardiovaskuläre Erkrankungen 160
Kariotyp 100, 101
Karnitin 81
Kernspintomographie 58, 118, 150
Klimakterisches Syndrom 153
  Symptome 154
  Therapie 164
Klimakterium 25

Klimakterium praecox 112
Klinefelter-Syndrom 177
Klitorishypertrophie 134, 137
Knochendensitometrie 160, 163
Konjugierte Östrogene 165
Konzeption 20
Kraniopharyngeom 97
Kremer-Test 82
Kryptorchismus 177
Kürettage, hormonale 93
Kurzrok-Miller-Test 82

Laparoskopie 54, 180
LDL-Cholesterin 160
LH 4, 62
LH-RH s. GnRH
Libidoverlust 156
LUF-Syndrom 175
Luminiszenzimmunoassay 61
Lutealinsuffizienz 32, 187
Lutealphase 18

Mammahyperplasie 146
Mammahypoplasie 145
Mammographie 150, 165
MAR-Test 82
Mastodynie 148
Mastopathie 149
Mayer-Rokitansky-Küster-Syndrom 105
Menarche 24
Menopause 153
Menorrhagie 90
Menstruation 18
Menstruationsanomalien 83
Metoclopramidtest 78
Metrorrhagie 91
Mikrochirurgie 204
Minoxidil 126
Mosaikformen 101

Nachblutungen 91
Neosalpingostomie 207
Nucleus paraventricularis 2
Nucleus supraopticus 2

OAT-Syndrom 176
Oberflächenzellen 35
Oestrogel 166
Oligomenorrhö 86
Oligozoospermie 176
Oozytenmaturationsinhibitor 8
Organogenese 23
Osteoporose 159
Östradiol 10, 65, 165
Östriol 10, 165
Östrogene 15
  Biosynthese 13
  Normalwerte 65, 67
  Therapie 98, 111, 165
  Wirkungen 15
Östrogentest 73
Östron 10
Ovar 8
Ovulation 10
Ovulationshemmer 98, 117
Oxytocin 2

PCO-Syndrom 130
Pertubation 48, 180
Polymenorrhö 83
Polyzystische Ovarien 130
Postkoitaltest 43
Postmenopause 25, 153
  Blutungen 171
Prämenstruelles Syndrom 115
Prednison 139
Pregnenolon 12
Primärfollikel 9
Primordialfollikel 8
Progesteron 16
  Bildung 12
  Normalwerte 65, 67
  Therapie 149, 189
  Wirkung 16
Prolaktin 4, 5, 117
  Normalwerte 64
Prolaktinhemmer 119, 149, 187
Prolaktinom 117, 118
Proliferationsphase 17
Prostaglandine 114
Prostaglandinsynthetasehemmer 115

Sachverzeichnis

Pseudohermaphroditismus 101
Pterygium colli 101
Pubertät 24

Radioimmunoassay 60
Releasinghormone 3
Resistant-ovary-Syndrom 112
Rezeptoren 17

Saktosalpinx 175, 207
Schilddrüse 70
Schildthorax 101
Schwangerschaft 20
Seborrhö 122
Sekundärfollikel 9
Sellatomographie 58
Sexualhormone 10
SHBG 14, 125
Sheehan-Syndrom 109
Sonographie 47, 150, 172, 181, 184
Spermaaufbereitung 193
Spermienantikörper 180
Spermiogramm 79
Spinnbarkeit 38
Spironolacton 130
Sterilität 173
  Abklärung 177
  männliche 176
  mechanische 175
  Therapie 180, 190, 193, 196
  zervikale 176
Superfemale-Syndrom 101
Swyer-Syndrom 101

Tanner-Stadien 29
Tempoanomalien 83
Teratozoospermie 176
Tertiärfollikel 9

Testikuläre Feminisierung 101
Testosteron 6, 12
  Bildung 13
  Normalwerte 69
  Wirkung 16
Thelarche 24
Thyroxin 70
Transdermale Systeme 166
Transkortin 14
TRH 3
TRH-Test 75, 118
Trijodthyronin 70
Trophoblast 22
TSH 4, 70, 75
Turner-Syndrom 100
Typusanomalien 87

Überstimulation 185

Vaginalepithel 35
Vaginalring 167
Vaginalzytologie 35
Varikozele 178
Vasopressin 2
Virilisierung 122
Vorblutungen 91
Vulvadystrophie 156

Wachstumshormon 4

Zervikalmukus 38
Zervixindex 41, 184
Zona pellucida 10
Zyklomat 186
Zyklus 8, 17
Zyklusstörungen 83
  Definitionen 84
Zytogenetik 46